类风湿关节炎防治完全指导

主编　郭永昌　郭会卿　孟庆良

河南科学技术出版社

· 郑州 ·

图书在版编目(CIP)数据

类风湿关节炎防治完全指导/ 郭永昌，郭会卿，孟庆良主编. —郑州：河南科学技术出版社，2015. 12(2024.8重印)
ISBN 978-7-5349-7896-8

Ⅰ. ①类… Ⅱ. ①郭… ②郭… ③孟… Ⅲ. ①类风湿性关节炎-防治-问题解答 Ⅳ. ①R593. 22-44

中国版本图书馆CIP数据核字(2015)第175735号

出版发行：河南科学技术出版社
地址：郑州市经五路66号　　邮编：450002
电话：（0371）65737028
网址：www.hnstp.cn
策划编辑：仝广娜
责任编辑：仝广娜
责任校对：巩　敏
封面设计：宋贺峰
责任印制：张艳芳
印　　刷：永清县晔盛亚胶印有限公司
经　　销：全国新华书店
幅面尺寸：130 mm×185 mm　印张：3.5　字数：100千字
版　　次：2015 年12月第 1 版　2024年8月第 2 次印刷
定　　价：30.00 元

编委会

主　编　郭永昌　郭会卿　孟庆良

副主编　谷慧敏　周子朋　史栋梁

　　　　李　健　曹玉举　谢　静

　　　　杜　敏

编　委（按姓氏笔画排序）

　　　　马亚文　王莉莎　邓素玲

　　　　刘亚东　刘晓玉　闫维超

　　　　安　思　买　豫　杜旭召

　　　　李　沛　李　萌　李明珠

　　　　杨鹏远　张仲博　陈雪萍

　　　　苗喜云　范　伟　孟婉婷

　　　　耿秋东　郭　雅　郭中华

　　　　郭恬恬　展俊平　韩　磊

前 言

类风湿关节炎是以小关节肿胀疼痛为主要表现的自身免疫性疾病，属祖国医学“痹证”“顽痹”范畴，在我国的发生率约为0.3%，具有致残率高、缠绵难愈等特点，是一种严重危害人类健康的疾病。类风湿关节炎久治不愈会严重影响患者的生活和工作质量，亦增加患者的治疗费用。因此，正确认识，及早预防，采取正确的治疗和康复措施是减轻痛苦、尽快达到临床缓解或使患者早日康复的有效方法。

本书采用一问一答的形式，以中西医理论为指导，讲述了类风湿关节炎的发病情况、病因病理、临床表现、诊断标准及治疗方法等，特别介绍了有关本病的康复锻炼、养生、预防等知识，希望能指导类风湿关节炎患者早日康复。

本书在编写过程中得到了中医风湿泰斗国医大师娄多峰教授及其工作室成员的精心指导，特此致谢！

郭会卿

河南中医学院中医风湿病研究所

河南省中医院风湿骨病科

2015年7月20日

目　录

1.什么是类风湿关节炎?

类风湿关节炎(rheumatoid arthritis，RA)是一种原因不明的慢性多系统疾病，以关节和关节周围组织的非感染性炎症为主。虽然有多种不同的全身表现，但类风湿病变的特征是持续性滑膜炎，通常累及对称的周围关节。滑膜炎能引起关节软骨破坏和骨侵蚀，继而引起关节畸形。类风湿关节炎表现多种多样，有些患者仅表现为少数关节的轻度病变且病程短暂，另有些患者则表现为严重的进行性多关节炎伴明显关节畸形。大多数患者的表现介于两者之间。

类风湿关节炎这个2000年前就有记载的疾病现在仍以其发病率高、病程长、晚期多数患者出现残疾的危害性肆虐全球。全世界类风湿关节炎患者约占总人口的1.4%，中国的患病率为0.3%左右，发病年龄多在30～50岁，发病率女性为男性的3～4倍，而且随年龄增长而增加。

2.中医对类风湿关节炎有什么样的认识?

中医将类风湿关节炎归为“顽痹”。《素问•气穴论》中说“积寒留舍，荣卫不居”而致顽痹。《太平圣惠方•治久腰痛诸方》认为“久腰疼皆由伤于肾气所为也。肾气虚则受于风邪，风邪停积于肾经，与血气相击，久而不散，故为久腰疼”。《妇人大全良方•产后四肢筋挛方论》则认为“血气俱虚，或风邪客于皮肤，则顽痹羸乏”。《医学入门•痹风》则提到：“顽痹，风寒湿三邪交侵……留连筋骨，久而不痛不仁者，难治。久久不愈，五痹复感三邪，渐入五脏，卧不起床，泻多食少。”《医林绳墨•痹》中说：“久风入中，肌肉不仁，所以为顽痹者也。”《万氏家传保命歌括》则认为“大抵痹生于虚，为病多重痛沉着，不易得去”。清朝李用粹《证治汇补•提纲门•中风》也说：“久风入中，腠理不营，故肌肉不仁，为顽痹”。

本病的性质是本虚标实，肝、肾、脾虚为本，湿滞、瘀阻为标。

本病基本病机是素体本虚，气血不足，肝肾亏损，风寒湿邪痹阻脉络，流注关节。若久痹不已，可内舍于脏腑，而致肝、脾、肾三脏受损，使脏腑气血阴阳随之而亏。本病病位在骨、关节、筋脉、肌肉。

本病初起，外邪侵袭，多以邪实为主。病久邪留伤正，可出现气血不足、肝肾亏虚之候，并可因之造成气血津液运行无力，或痰阻或成瘀。而风寒湿等邪气留于经络关节，直接影响气血津液运行，也可导致痰瘀形成。痰瘀互结可使关节肿大、强直、变形。

3.类风湿关节炎的疾病特点是什么？

类风湿关节炎的临床表现以多关节对称性肿痛，伴有晨间关节僵硬为特征。在最初患者常有全身疲乏感、食欲不振、消瘦、手足麻木和刺痛，继而出现1～2个关节疼痛和僵硬，特别是晨僵明显，可持续几小时，但关节外观并无异常。部分患者可出现发热等症状。

关节表现特点为关节腔滑膜出现炎症、渗液、细胞增殖、血管翼(肉芽肿)形成，软骨及骨组织破坏，最后关节强直，关节功能丧失。

本病多侵犯手、足、腕等小关节，常为对称性，呈慢性过程，发作与缓解交替，对人体消耗大，致残率高。病程可分为早、中、晚三期。

早期表现：对称性多关节红肿热痛，常见于四肢小关节。指间近端关节梭形肿胀，掌指(跖趾)、腕、膝、肘、踝甚至颞颌等关节肿痛，以及喉部环杓关节滑膜受累。晨间关节僵硬，午后逐渐减轻，为本病重要特征之一。临床上关节僵硬程度往往可作为评估病情变化及活动性的指标，晨僵时间越长，病情越严重。

中、晚期表现：随着疾病发展，病情转为慢性、迁延性。关节滑膜渗出发展为增生性肉芽肿病变，关节活动受限，继而侵蚀骨、软骨，引起关节面移位及脱臼，加上韧带、关节囊及关节周围组织破坏，使关节变形。常见的畸形有：手指在掌指关节向(小指)外侧半脱位，形成尺侧偏移畸形；手指近端指间关节丧失伸直能力，远端指间关节过伸及屈曲，呈天鹅颈畸形；严重者呈“望远镜样畸形”（因掌指骨骨端大量吸收，手指明显缩短，手指皮肤出现风琴样皱纹，手指关节松弛不稳，受累手指可被拉长或缩短，像古代望远镜）；还有一种称作峻谷状畸形，掌指关节背侧肿胀，其骨间肌肉萎缩，患者握拳时，掌指关节背侧如山峰样隆起，相邻指间的软组织则下陷如山谷。

关节变形的发生早晚和严重程度与病程长短不成正比。有的患者半年内即可出现多关节的、不可逆的畸形；有的患者已有5年病程，但关节的变形还不明显。这与本病各种表现类型如急进型、波浪型、弛缓型等有一定的关系。

其他关节局部常可伴有腱鞘炎、腕管综合征(腕部屈肌腱鞘炎，使正常神经在腕管内受压，大鱼际肌肌力下降、萎缩)、滑囊炎、腘窝囊肿等。

4.类风湿关节炎的病因病机是什么?

类风湿关节炎的病因至今仍不清楚。目前公认的学说认为：遗传因素造成了类风湿关节炎的易感性；感染因子可能触发疾病，但不是直接的原因。国内外风湿病学专家倾注精力研究其发病机制，认为多种复杂的因子参与了类风湿关节炎关节内与全身的免疫紊乱过程，一种或多种外来抗原可能导致了类风湿关节炎的发病。根据分子模拟学说，外来抗原在分子结构和（或）抗原性上和机体某种抗原相似而造成机体对自身抗原的交叉反应(自身免疫性)，这种自身抗原经过携带HLA-DR分子的抗原呈递细胞(APC) 的吞噬、加工，激活了T细胞，就此发动和驾驭了整个类风湿关节炎的病程。参与反应的人体自身抗原可能有软骨的II、IV、VI型胶原及其他的软骨和软骨细胞抗原。但是真正的致关节炎抗原还不十

分清楚。

5.类风湿关节炎的临床表现有哪些?

类风湿关节炎可侵犯任何可动关节，导致疼痛(活动后加重)、肿胀和压痛。典型的关节受累顺序为：手和腕、足和踝、肘、肩、膝、颈、髋。分述如下。

（1）手和腕：几乎所有的类风湿关节炎患者都出现手和腕关节受累。手和腕是最先受累也是晚期产生特征性畸形的部位。典型的早期特征是近端指间关节因肿胀产生的手指梭形外观，常伴有掌指关节对称性肿胀，特别是第2、3掌指关节肿胀十分常见，远端指间关节很少受累。软组织松弛无力可产生手指的尺侧偏斜，常伴有近端指骨掌侧半脱位；掌指关节的尺侧偏斜常合并桡掌关节的桡侧偏斜，导致手的“之”字变形。晚期患者，由于近端指间关节过度伸展与远端指间关节屈曲，可出现天鹅颈畸形；近端指间关节屈曲与远端指间关节过度伸展可引起钮孔畸形。这些改变将导致手部力量丧失。

腕部受累在中国人中尤其常见。无痛性的尺骨茎突区肿胀是类风湿关节炎早期征象之一，腕背侧屈曲是最早受限的运动。急性滑膜炎在腕背侧表现为囊性软组织肿胀，掌侧的滑膜增厚和腱鞘炎可压迫横韧带下的正中神经，引起腕管综合征，临床上出现拇指、食指、中指掌侧面及环指桡侧皮肤感觉异常与迟钝，也可伴有大鱼际肌的萎缩。在晚期，由于桡腕、腕间和（或）腕掌关节的纤维性强直或骨性强直，腕部变得不能活动；桡尺远端关节受累常使旋前和旋后运动极度障碍。

（2）足和踝：足部关节炎常见，甚至可早于手和腕的病变，但踝关节病变在早期及轻型患者中少见。跖趾关节的滑膜炎最常见，趾间关节很少受累。跖趾关节的肿胀和半脱位造成足趾两侧压痛、跖骨疼痛、跖骨头半脱位、踇指外翻、足趾外侧偏移和爪样足变形。类风湿关节炎早期往往是跖趾关节最先出现侵蚀性改变，放射学检查对第4、5 跖趾关节的侵蚀性改变尤其敏感。

（3）肘：在疾病早期可见到由于肘部增生性滑膜炎造成的屈曲挛缩，并可在肱骨外上髁后方、桡骨头近端形成肿块，鹰嘴旁沟常被肥厚的滑膜淹没。

（4）肩：受累常见，但一般不在早期出现。盂肱、肩(喙)锁关节最易受累，其典型征象为运动受限及喙突外下方及周围压痛，关节囊破裂及肱骨半脱位也可出现，肿胀少见。

（5）膝：是最常受累和致残最多的关节之一，10%～15%的类风湿关节炎患者以膝关节功能障碍为首发表现。滑膜的肥厚及积液常见，临床症状包括关节僵硬、疼痛，行走和坐下、起立困难。出现膝关节病变数周后股四头肌可发生萎缩而迅速影响伸膝功能，后期并发症有屈曲挛缩、外翻畸形和程度不等的韧带不稳定。膝关节腔内积液可使屈膝时腔内压力增高，此时积液被挤入关节后侧的腓肠肌-半膜肌滑液囊，使此滑液囊窝腔扩大而形成窝囊肿，又称为Baker囊肿。检查时此处可触及有弹性的软组织肿块，患者主诉膝后

疼痛和发胀，偶尔囊肿生长迅速或破裂可引起类似急性血栓性静脉炎的症状，称为“假性血栓性静脉炎”。

（6）颈：大约25%的类风湿关节炎早期患者有颈椎受累，随着病情的发展最终有60%～70%的患者出现相关症状。病变主要发生于齿状突周围的滑膜囊及其相关韧带。颈部疼痛和僵硬在类风湿关节炎患者中很常见，常常侵犯第1、2颈椎。进展性的骨糜烂可引起寰枢关节半脱位，从而造成脊椎压迫，产生神经系统症状，也可造成椎动脉的扭转及压迫，导致椎基底动脉供血不足，由此而出现一系列临床症状：四肢活动异常、括约肌功能障碍、共济失调、眼球震颤、吞咽困难，并可引起枕部至肩胛的疼痛。

（7）髋：髋部病变不常见，且往往发生在疾病的后期。患者常诉腹股沟部不适，其次是臀部、下腰部或膝关节疼痛，肿胀和压痛少见，只能靠步态与关节活动受限来判断有无髋关节病变。晚期可有股骨头破坏。

6.类风湿关节炎的常用检查项目有哪些？

类风湿关节炎的常用检查项目有下列几项。

（1）血沉（ESR）：在本病活动期多为增快。

（2）C-反应蛋白(CRP)：在炎症早期浓度增高，活动期阳性率可达70%～80%。

（3）类风湿因子(RF)：阳性率达80%；滴定度计数(RFFix)达1：80以上有意义，对判断本病价值较高。

（4）血红蛋白:类风湿关节炎活动期常有轻度或中度贫

血。血清铁、铁结合力正常或偏低。

（5）类风湿关节炎对体液免疫和细胞免疫的影响：由于本病存在着免疫调节紊乱，因此，在急性活动期，常可见体液免疫亢进，尤其以IgG增高最明显，IgM、IgA变化较小，补体C3升高，总补体降低，循环免疫复合物（CIC）一般在稳定期时含量降低；有部分病例细胞免疫功能低下，尤其是抑制性T细胞明显减少。

（6）X线检查：早期关节X线检查无特殊改变，仅有关节周围软组织肿胀。以后可见关节间隙变窄，邻近骨质疏松。晚期可见两骨端关节面融合而关节腔消失，甚至可见关节半脱位，畸形关节邻近骨骼骨质疏松。

7.类风湿关节炎的诊断标准有哪些？

（1）1987年修订的美国风湿病协会（ACR）诊断标准为：诊断类风湿关节炎必须具备下述4条或4条以上标准。

1）晨僵至少1小时，持续6周以上。

2）3个或3个以上的关节肿胀持续6周以上。

3）腕关节、掌指关节或近端指间关节肿胀6周以上。

4）对称性关节肿胀。

5）皮下出现类风湿结节。

6）类风湿因子阳性。

7）手指关节X线变化证实。

(2)1988年我国中西医结合风湿类疾病学术会议拟订的诊断标准为：

1）症状:以小关节为主，多为多发性关节肿胀或小关节对称性肿痛 （单发者须认真与其他疾病鉴别，关节症状至少持续6周以上)、晨僵。

2）体征：受累关节肿胀压痛，活动功能受限，或畸形，或强直，部分病例可有皮下类风湿结节。

3）实验室检查：类风湿因子阳性，血沉多增快。

4）X线检查:重点受累关节具有典型的类风湿性关节炎X线表现。

对具备上述症状和体征者，均可确诊。

（3）2012年ACR推出积分诊断标准，内容如下：

受累关节数	＞1个大关节	1分
	1～3个小关节	2分
	4～10个小关节	3分
	≥10个关节	5分
滑膜炎病程	≥6周	1分
急性炎性指标	ESR或CRP升高	1分
血清学抗体	RF或CCP升高　低滴度	2分
	RF或CCP升高　高滴度	3分

总积分≥6分可确诊为类风湿关节炎。

积分诊断标准与1987年修订的ACR诊断标准相比，能尽早诊断患有类风湿关节炎的患者，能让类风湿关节炎患者在关节没有变形前控制病情发展，给早期类风湿关节炎患者提供了很好的诊治依据。但有一点需要说明的是，积分诊断标准有可能会扩大类风湿关节炎的确诊人群。

8.类风湿关节炎容易与哪些疾病混淆?

（1）强直性脊柱炎：本病主要侵犯脊柱，但周围关节也可被累及。过去认为本病为类风湿关节炎的一种特殊类型，称为中心型类风湿关节炎或类风湿脊柱炎。现知它与类风湿关节炎完全不同，是一种独立的疾病。其特点是：①多见于男性患者；②发病年龄多在15～30岁；③与遗传基因有关，同一家族有多人发病，且90%～95%的患者HLA-B27阳性；④血清类风湿因子多为阴性，类风湿结节少见；⑤主要侵犯骶髂关节及脊柱，易导致关节骨性强直，椎间韧带钙化，脊柱X线片呈现竹节状改变；⑥手和足关节极少受累；⑦病理改变为肌腱在关节包囊的骨附着处出现附着点炎；⑧如果四肢关节有病变，半数以上的患者为非对称性；⑨可合并结膜炎、葡萄膜炎。

（2）系统性红斑狼疮：本病约有80%的患者出现关节疼痛、肿胀，最易受侵的关节为近端指间关节、膝关节、腕关节、掌指关节，约一半患者有轻微的短时间的晨僵表现，很少出现关节畸形，但X线检查无关节侵蚀性改变和骨质改变。患者多为女性，有面部红斑及内脏损害，多数有肾损害，出现蛋白尿。雷诺现象常见，而皮下结节罕见，血清抗DNA抗体显著增高。

（3）骨性关节炎：本病为退行性关节疾病。发病年龄多在45岁以上，发病率随年龄增长而增加，老年人多见，无性别差异。起病缓慢，晨僵时间短，白天活动多后关节痛加剧。受累关节以远端指间关节、负重关节(膝、髋)多见。

软组织肿胀少见，无类风湿结节，远端指间可见Heberden结节。近端指间关节受累可呈非对称性。血沉正常，类风湿因子阴性。关节X线检查可见关节间隙狭窄，软骨下骨硬化，呈象牙质变性，出现边缘性骨赘及囊性变，无侵蚀性病变。

（4）痛风：痛风性关节炎症状有时与类风湿关节炎相似。但痛风患者多为男性，关节炎的好发部位为第1跖趾关节或跖跗关节。发作时呈急骤起病，数小时内出现红、肿、热、痛。疼痛剧烈，不能触摸，也可侵犯踝、膝、腕及手指关节。反复急性发作，可同时有2个或2个以上关节发病。由于持续性高尿酸血症，尿酸沉积于关节附近或皮下，形成痛风结节。结节逐渐增大，致使局部畸形及骨质破坏。关节腔穿刺或结节活检可见到针状尿酸结晶。

（5）风湿性关节炎：本病大多发生于青少年，发病前多有咽痛或扁桃体炎等上呼吸道链球菌感染病史。典型的关节炎表现呈游走性、多发性，同时侵犯数个大关节，以膝、踝、肘、腕、肩关节较常见。急性发作时受累关节红肿、灼热、疼痛和压痛，活动受限制。急性期过后不遗留关节变形。血抗链球菌溶血素“O”效价增高，而类风湿因子阴性，足量的水杨酸制剂疗效迅速而显著。

9.类风湿关节炎的治疗方法有哪些?

类风湿关节炎的治疗方法包括药物治疗、物理治疗、手术治疗、中医疗法及自然疗法等，最根本的是药物治疗。用药之前，须了解患者的病情轻重、病程长短、疾病是否处于活动期、既往用药情况及效果。类风湿关节炎的治疗目的是减轻关节的僵硬、肿痛及其他症状，控制病情进展，阻止不可逆的骨关节改变；尽可能地保护或恢复关节和肌肉的功能，改善患者的生活质量。

10.中医如何对类风湿关节炎分型?

中医将类风湿关节炎分为四型。

（1）脾肾阳虚，寒凝痹阻：

主症：痹病日久，肢体关节肌肉酸痛、冷痛，痛有定处，遇寒加重，四肢不温，便溏。

兼次症：或见关节痛剧不能屈伸，甚则变形，昼轻夜重，畏寒喜暖喜按，腰膝酸痛，皮色苍白，神疲乏力，纳呆腹胀，小便清长。

舌象：舌质淡，苔薄白。

脉象：沉弱，或沉细，或沉紧，或沉迟无力。

（2）肝肾阴虚，邪热郁阻：

主症：痹病日久，肢体关节烦痛、热痛，甚则变形，五心烦热或长期低热。

兼次症：筋脉拘急，屈伸不利，腰膝酸软，头晕耳鸣，目眩，目赤齿衄，颧红盗汗，咽干痛，口干燥，喜冷饮，失眠多梦，大便干结。

舌象：舌体瘦小少津，舌质红或红绛，苔薄黄或少苔。

脉象：细数，或弦细数，或弦数。

（3）脾胃气虚，痰浊阻络：

主症：肢体关节肌肉酸痛、肿胀、麻木，久痛不已，少气乏力，纳呆腹胀，泛吐痰涎。

兼次症：关节屈伸不利，甚则畸形，肢体困重，抬举无力，肌肤皮硬或见痰核硬结，肌肉痿软，面色苍黄或水肿，头重如裹，胸脘满闷，自汗。

舌象：舌淡胖嫩，边有齿印，苔白腻或滑腻。

脉象：弦滑，或沉弦滑，或虚弱无力。

（4）气血亏虚，邪结痰瘀：

主症：肢体关节肌肉酸痛无力，漫肿变形，顽麻刺痛，面白无华，气短乏力，久久难愈。

兼次症：关节僵硬、拒按，屈伸不利，痛处不移，甚则关节失用，卧床不起，肌肤紫黯，按之稍硬，有痰核硬结或瘀斑结节，肌肉萎缩，筋脉拘挛，面色黧黯，唇甲色淡，自汗心悸，头晕目眩或胸闷痰多。

舌象：舌体淡胖，舌质紫黯或有瘀斑，苔薄腻或厚浊腻。

脉象：沉细，或细涩，或沉涩，或弦涩，或弦滑弱。

11.类风湿关节炎的预后如何？

类风湿关节炎的病程一般较长，反复发作，时发时休，缠绵不止。若病情迁延多年，对机体消耗甚大，致使全身情况差，预后不良。但也有部分患者经过长期规范的治疗，病情逐渐趋向缓和、稳定，停止进展。在稳定期坚持长期治疗，并严防疾病反复或恶化，也有治愈的可能。

12.类风湿关节炎的预防与护理措施有哪些?

（1）防止汗出当风及受凉，勿长期处在潮湿的环境中，预防风寒湿邪入侵。

（2）保持乐观向上的精神，避免情绪刺激，注意配合心理治疗。

（3）病情稳定时，多到户外活动，坚持关节功能锻炼，保持和改善关节功能，提高生活质量。

（4）加强营养，增强抗病能力，防止病情反复或恶化。

13.类风湿关节炎怎样进行外科治疗?

晚期患者关节出现畸形、强直或功能丧失，已非药物所能逆转或改善，应积极考虑外科治疗。外科在治疗严重关节病变时起着重要的作用。虽然多数关节可进行关节成形术和全关节置换术，但目前手术最易获得成功的是髋关节和膝关节。这些手术的实际目标是减轻疼痛，纠正变形，适当地改善功能。改建手术能使外观改善和功能改进。开放的或关节镜下的滑膜切除术，可能对某些患者，特别是持久的单膝关节炎的患者有所帮助。此外，早期进行腕关节肌腱滑膜切除术可预防肌腱断裂。

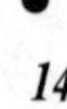

14.类风湿关节炎能治愈吗?

虽然类风湿关节炎不能根除，但是能够达到临床缓解，也就是说在药物及其他治疗方法的综合治疗下，能够让关节疼痛、肿胀、晨僵等症状得以控制，减少关节残疾的发生，并逐步提高患者生活质量。患者应该有战胜疾病的勇气，同时应该相信在医学快速发展的今天，类风湿关节炎一定能够得到很好的控制。

15.类风湿关节炎会遗传吗?

类风湿关节炎有一定的遗传倾向，但不属于遗传病。母亲患类风湿关节炎，子女不一定都发生，但发病率是正常人的1.5倍。单卵双胞胎一人患类风湿关节炎后另一人患类风湿关节炎的概率为12%～15%，明显高于异卵双胞胎的3.5%。对于有直系亲属患类风湿关节炎的人来说，锻炼身体，预防感染，提高免疫力，避免造成免疫紊乱的疾病产生，对预防类风湿关节炎的发生有重要作用。

16.类风湿性关节炎患者可以怀孕吗?

患者经过正规的药物治疗后，通过类风湿关节炎活动性指标的监测，判断病情处于稳定期，并且有生育的要求，而且治疗过程中使用的药物对胎儿没有影响，是可以怀孕的。有70%的患者在怀孕过程中类风湿关节炎症状有所缓解。另外，用药时应特别注意，如甲氨蝶呤需要停用半年以上才可以怀孕。如果女性患者在仅口服羟基氯喹片的情况下怀孕，且病情并不能达到稳定期，不建议停止服用羟基氯喹片。

17.类风湿因子阳性就是得了类风湿关节炎吗?

常有患者看到化验单上类风湿因子阳性，就认为自己得了类风湿关节炎，这是把问题看得太简单了。因为：第一，严格说类风湿因子不应只报告阳性或阴性，而应该报告滴度是多少。每个医院的化验室应该有自己的阳性判断标准，不报告滴度的类风湿因子检查没有参考价值，反而会误导诊断。北京协和医院的检查结果1：16为可疑阳性，1：32为阳性，但诊断类风湿关节炎一般在1：64以上才有意义。第二，正常人也有5%左右会出现类风湿因子阳性，老年人阳性率更高些，达10%左右。第三，类风湿因子阳性除见于类风湿关节炎外，还可见于病毒感染如肝炎、细菌感染如结核、细菌性心内膜炎，以及其他自身免疫性疾病如干燥综合征、系统性红斑狼疮等许多疾病。结合2012年最新的类风湿关节炎积分诊断标准，类风湿因子阳性只是其中的一项指标，总分大于或等于6分才能确诊类风湿关节炎。

类风湿因子不是诊断类风湿关节炎的特异性指标，即其他疾病亦可以出现类风湿因子阳性的化验结果。怀疑类风湿关节炎的患者还需要查CCP、AKA、APF、类风湿关节炎33抗体、抗Sa抗体等。之所以检查这些指标是因为每种指标的敏感度不一样，一般只有70%～80%或更低，多项检查可以互补，以减少漏诊，另外像CCP这项指标亦对类风湿关节炎的预后有指导性，即CCP数值愈大，患者的病情愈重，应积极治疗。

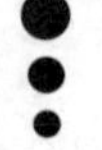

18.手关节痛就是得了类风湿关节炎吗?

这可不一定，手关节痛并不见得是类风湿关节炎，类风湿关节炎必须要伴有关节肿胀，没有肿胀的手关节痛并非真正的类风湿关节炎。

对于手关节痛要仔细区分：

远、近端指间关节痛——可能为手关节炎。

腕、掌指及近端指间关节肿痛——可能为类风湿关节炎。

仅远端指间关节肿痛伴银屑病——可能为银屑病关节炎。

仅手关节痛，怕凉水、怕风，但不肿——可能为特发性关节痛综合征。

女性产后手关节痛——可能为产后风湿病。

19.怎样初步判断是否得了类风湿关节炎?

如果患者出现手足小关节多发性对称性关节肿痛，时间≥6周，服止痛药有效但停药后又反复发作，应考虑类风湿关节炎。最好到正规医院的风湿科就诊，以明确诊断。

20.手关节出现晨僵就是得了类风湿关节炎吗?

患者晨起后或停止活动一段时间后，病变关节出现僵硬，活动受限，影响翻身、扣衣扣、握拳等活动，肢体缓慢

活动后这种感觉才消失，称为晨僵。

手部晨僵虽然是类风湿关节炎的早期症状及评价疾病活动性的指标，但并不是出现晨僵症状就意味着类风湿关节炎。晨僵的持续时间特别重要，当晨僵在1小时以上甚则数小时，或者一上午都有晨僵，可以考虑类风湿关节炎的可能性。若是晨僵小于1小时，又是老年人，应考虑骨关节炎。绝经期前后女性手部晨僵应该首先考虑绝经期关节炎。

21.类风湿关节炎会复发吗？ESR高或者CRP高就是复发了吗？

类风湿关节炎的复发率还是很高的。类风湿关节炎患者达到临床缓解后，遇到诱因如天气变化、感染、乱用药等可能会复发。ESR或CRP升高，很可能意味着疾病又开始活动了，即复发了，应进一步检查明确病情。

22.为什么类风湿关节炎患者在天气变化时病情会加重？

许多类风湿关节炎患者认识到其滑膜炎程度随着气压变化而波动，但我国尚无大规模关联性研究证实二者的相关性。日本有研究在人群中进行了大规模的类风湿关节炎活动性评估，并进行了关联性分析。结论是气压低时类风湿关节炎患者的滑膜炎更严重，气压与患者的滑膜炎病情呈负相关。寒冷和潮湿可使患者的疼痛耐受性下降16倍。

23.类风湿关节炎患者日常起居应该注意什么？

具体可总结为三个字：畅、暖、淡。畅，即舒畅情志；暖，即防寒保暖；淡，即饮食宜清淡，忌辛、辣、刺激、生冷和油腻食物。

24.治疗类风湿关节炎的药物有哪些？

（1）非甾体类抗炎药(NSAIDs)（一线）——治疗免疫风湿性疾病的首选药物。

（2）改善病情的抗风湿药物(DMARDs药)（二线）——包括改善病情的抗风湿药及免疫抑制剂。

（3）糖皮质激素（Gc）（三线）——消炎止痛又防止骨质破坏，是炎症性免疫疾病的基本药物，发挥抗炎和免疫抑制作用。

（4）生物制剂(Bio-DMARDs)——标本兼治。

（5）中药——整体调理。

（6）外用药——对症处理。

25.激素能治愈类风湿关节炎吗？怎样服用才能减少不良反应？

糖皮质激素是治疗类风湿关节炎的三线用药，有很强的抗炎作用，也是治疗急性类风湿关节炎的常用药。它既能改善关

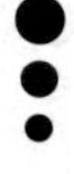

节肿痛症状，又能防止骨质破坏，但不能治愈类风湿关节炎。

早晨一次顿服或隔日一次口服可减少其不良反应。

26.非甾体类抗炎药能治愈类风湿关节炎吗？怎样防止胃肠道不良反应？

非甾体类抗炎药（NSAIDs）仅能改善或减轻类风湿关节炎的肿痛症状，是治标药物，不能治愈类风湿关节炎，故不能单用，要联合改善病情的抗风湿药物（DMARDs）和中药等药物。

为防止胃肠道不良反应需要做到：①选用NSAIDs中的选择性环氧化酶-2抑制剂，如塞来昔布；②不要空腹服药；③加用保护胃黏膜的药物。

27.中药熏蒸能治疗类风湿关节炎吗？还有哪些理疗方法？

中药熏蒸可明显改善类风湿关节炎的肿痛症状，减轻患者痛苦，有很好的祛风散寒、温经通络的作用，是类风湿关节炎的理想外用理疗方法。类似的理疗方法还有热敷、热熨、蜡疗、泥疗、TDP（特定电磁波谱）照射、红外线照射等。

28.类风湿关节炎患者需要补钙吗？

类风湿关节炎患者常伴有骨质疏松症。在类风湿关节炎患者中，骨关节破坏是致残的主要原因，而骨关节受损的主要表现为骨侵蚀及关节周围和全身的骨质疏松。相关研究发现，类风湿关节炎患者的骨质疏松发生率较健康对照人群增加2倍；与骨质疏松相关的关节炎中最多见的就是类风湿关节炎。类风湿关节炎导致滑膜炎时，破骨细胞的功能增强，成骨细胞功能减低，此时就会出现骨量丢失大于合成，形成骨质疏松。同时，滑膜炎也会导致局部血液循环改变，影响骨营养物质的供给，增加骨质疏松的发生率。因此，骨质疏松是类风湿关节炎患者影像学上常见的骨骼组织改变。

另外，类风湿关节炎患者的药物治疗也可能导致骨质疏松，其中常见的药物为糖皮质激素。因为激素类药物可以减慢成骨细胞的骨胶原合成，并且阻碍骨原细胞向成骨细胞转变，同时可增强破骨细胞的活性而使骨吸收增加。此外，非甾体类抗炎药物和免疫抑制剂的胃肠道不良反应也会影响患者对营养物质的摄入和吸收，导致营养不足，从而影响到正常骨组织的新陈代谢功能。

因此，类风湿关节炎患者必须积极治疗和控制原发病，从根本上阻止类风湿关节炎导致的骨质疏松。而在疾病得以控制的基础上则需要注意补充钙剂来预防和治疗骨质疏松，尤其是应用激素治疗的患者。人体对钙的吸收需要有维生素D的参与，因此在补钙的同时，应注意补充鱼肝油等维生素D制剂，或者服用复合有维生素D的钙剂。另外，因类风湿关节炎患者需要长期服用药物，因此医师在治疗过程中要有保护患者肠胃功能的意识，防止患者因长期服用药物导致肠胃功能差，影响钙及营养物质的吸收。

29.哪些食物会加重类风湿关节炎患者的病情?

（1）高脂肪类：脂肪在体内氧化过程中，能产生酮体，而过多的酮体对关节有较强的刺激作用，故患者不宜多吃高脂肪类食物，如肥肉等，炒菜也宜少放油。

（2）海产品类：类风湿关节炎患者不宜多吃海产品，如海带、海参、海鱼、海虾等。因其中含有较多的嘌呤，被人体吸收后，能在关节中形成尿酸盐结晶，使关节症状加重。

（3）酸性食物和过咸类食物：如花生、白酒、白糖及鸡、鸭、鱼、肉、蛋等酸性食物摄入过多，超过体内正常的酸碱度值，则会使体内酸碱度值一过性偏离，使乳酸分泌增多，且消耗体内的钙、镁等离子而加重症状。同样，若吃过咸的食物，如咸菜、咸蛋、咸鱼等，会使体内钠离子增多，而加重患者的症状。

30.类风湿关节炎患者应该怎样进行锻炼?

类风湿关节炎患者的功能锻炼非常重要。通过锻炼能疏通气血，改善关节功能，防止关节僵硬、强直，防止肌肉萎缩和骨质疏松等并发症的发生。患者可根据不同病变部位采用不同练功方法进行锻炼。例如，手关节可做抓空、滚球、屈伸等活动。练习的目的是防止病残或达到残而不废，使患者能独立生活。锻炼要注意循序渐进、持之以恒，不能操之

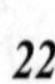

过急，运动过量。

31.哺乳期类风湿关节炎病情加重了怎样治疗?

患有类风湿关节炎的女性在怀孕期间病情是相对稳定的，但是生产以后病情有加重的可能。如果在哺乳期患者的病情出现反复，尽量以物理治疗为主；如果症状加重，且影响产妇的精神及心理，建议停止母乳喂养，尽早进行抗风湿治疗。

32.生物制剂可以治疗类风湿关节炎吗?

生物制剂是20世纪90年代末开始在类风湿关节炎治疗中使用的具有明确靶点的新型药物。其既治标又治本，是目前治疗类风湿关节炎最有效的药物。

生物制剂主要有以下几类：①TNF-α拮抗剂——依那西普、英夫利昔单抗（类克）、阿达木单抗等；②IL-1受体拮抗剂——阿那白滞素；③IL-6拮抗剂——托珠单抗；④B细胞抑制剂——利妥昔等。

注意事项：应用前排除感染、结核、肿瘤等。

其他新疗法还有：①造血干细胞移植术；②免疫吸附；③基因疗法；④间充质干细胞治疗；⑤RNA干扰技术；⑥T细胞疫苗；⑦新型细胞因子及辅助因子抑制剂；⑧新型化学药物等。

生物制剂价格昂贵，但合理应用可以省钱。如症状缓解后逐渐拉长应用间隔，与传统药物联合应用等。

33.类风湿关节炎患者应该定期复查哪些指标?

类风湿关节炎患者应定期复查血常规、肝功能、肾功能、CRP及ESR这五项。血常规可以了解患者有无感染、贫血及骨髓是否抑制等情况，监测肝、肾功能是评价药物对肝脏、肾脏等的影响，CRP及ESR可以判断类风湿关节炎病情活动性。

类风湿关节炎经规范化治疗，完全可以达到临床缓解。如今类风湿关节炎已经不是“不死的癌症”，只要早发现、早诊断、早治疗，到正规医院风湿科由医生制订个体化方案，坚持用药、定期复查，类风湿关节炎患者完全可以像正常人一样工作、结婚、生育，过幸福的生活，成就自己的事业。

34.类风湿关节炎患者如何避免感染?

类风湿关节炎患者长期服用免疫抑制剂，身体免疫力较差，常常会因为小小的感冒造成肺部的感染及疾病复发，所以类风湿关节炎患者应注意以下几方面：

（1）注意个人卫生，正确漱口,勤洗外阴,勤换内裤。

（2）少到人群密集地方,居家通风。

（3）换季时防寒防湿，天阴下雨时，防雨淋受湿，夏季不用竹床，切忌冲风而卧或睡中以电扇取凉。

（4）要忌生冷、刺激性强的食物。

（5）稳定期可行预防接种（活动期不宜进行），如每年接种一次流感病毒疫苗。

35.类风湿关节炎患者如何正确地晒太阳?

类风湿关节炎患者由于疾病的原因会合并骨质疏松症，另外长期关节疼痛，活动量随之减少，同时长期口服消炎镇痛药物等，造成骨质疏松症发病率很高，所以晒太阳对类风湿关节炎患者来说非常重要。一般来说，宜选择上午9～11时、下午3～5时，夏季以上午为宜，冬季以下午为佳（冬季晒太阳时间相应延长）。不宜空腹及饭后立即进行，以饭后1小时较好。夏季以每日5分钟开始，每日增加3～5分钟，1周左右达每日30分钟，若无不良反应，再隔日增加5分钟，逐步达每日60分钟。伴活动性肺结核、心力衰竭及发热时禁日晒，并避免日晒时看书、看报对眼睛造成损伤。

36.类风湿关节炎患者是多休息还是多运动?

从辩证观点来看，动与静是一个0.618的黄金比例关系，即4分静、6分动，是最佳养生之道。

类风湿关节炎患者常常因为疼痛、关节破坏和畸形影响功能锻炼。当疾病处于急性期时全身休息2～3周，但须被动活动关节。随着疾病逐步好转,可过渡到辅助主动运动、主动运动以至有氧运动。每次至少30分钟,每周至少3次步行是患者最易接受的,可根据能力和状态调整距离和速度。推荐打太极拳。有条件者可常游泳(热池或温泉,尤适于负重关节受累者)。当疾病处于缓解期时运动应以循序渐进和不过度疲劳为原则,避免剧烈竞技运动,如长跑、跳、蹲、跪和踢等。

37.类风湿关节炎患者如何保护关节?

(1)类风湿关节炎患者容易感到疲倦,充分休息是治疗的重要保障。白天尽可能有短暂的休息,晚上应有充足的休息。

(2)日常生活应尽可能使用活动度较大和有力量的关节,避免关节长时间保持一个动作,避免关节处于变形位置。保持正确姿势,避免关节的疼痛,减少工作和日常生活的体力消耗。

(3)在关节活动度允许的最大范围内做各种动作,如旋转、屈曲、伸直等。耐力的练习包括散步、游泳、体操、骑车等。传统锻炼形式如气功、太极拳、八段锦等非常适合类风湿关节炎患者。

(4)要特别注意保护下肢关节。膝受累时,局部用护膝、手杖(病较轻)、拐杖或助行器(病较重),以免因受力或负重而加重病情。膝内翻或外翻者用楔形鞋垫。

足痛和畸形时选合适鞋袜,鞋上部应柔软,鞋身足够深且宽大以容纳畸形足，防止受摩擦起水疱和皮肤破溃。鞋后跟高度以高出鞋底前掌2cm左右为宜，鞋底须有防滑波纹。

不能行走者用轮椅代步，减少受累关节负重。

38.长期服用激素患者的注意事项是什么？

类风湿关节炎患者因病情需要，会长期应用激素，使用时一定要注意：不能突然停药，只能待病情控制后在医师指导下逐渐减量。病情稳定者，激素最好在早上8时一次服用，如有手术、分娩或外伤，则应暂时增加激素量。长期服用者尽量选副作用小的激素如泼尼松或甲泼尼龙（美卓乐），使用激素剂量小者可怀孕和分娩。

39.服用非甾体类抗炎药时应注意什么？

非甾体类抗炎药包括乐松、莫比可、扶他林和芬必得等，剂量应个体化，不可长期大剂量使用。可阶梯式增量至最佳疗效，然后阶梯式减量。避免再服曾引发过敏、血象异常或肝损害的药物。避免同时服两种以上，避免合用大量激素。非肠溶片坚持饭吃一半时服药，对于肠溶片，在饭前半小时内服用。注意有无胃肠道不适，并观察大便颜色，判断有无黑便或血便，必要时行大便常规检查。注意观察小便有无颜色及量异常，有无下肢水肿。定期监测血常规、尿常规、血压和肝肾功能等。

40.使用免疫抑制剂的注意事项是什么?

类风湿关节炎患者常用的免疫抑制剂包括来氟米特、甲氨蝶呤、柳氮磺胺吡啶片和硫唑嘌呤等。服用前应检查肝肾功能和血常规、尿常规,正常者才可以用。使用者定期查血常规、尿常规和肝肾功能:开始的3个月每2周检查1次,以后则1～3个月检查1次,出现异常及时就医,严重者及时停药。服药期间不能怀孕,至少停药半年以上才能怀孕。

使用免疫抑制剂的注意事项:预防肝损害,使用保肝药葡醛内酯(肝泰乐)、维生素C、甘利欣等,多喝蜂蜜,提高抗感染力。蜂蜜含类似胰岛素物质,滋阴润燥,补中润肺,也适于稳定期糖尿病患者。"高蛋白质"和"充足热量"是使用免疫抑制剂患者的饮食原则(病情重、血氨高者不宜高蛋白质饮食)。少吃烧烤、腌制和高脂食物,勿通过进食猪肝来补肝(动物肝含铜高,过多的铜在肝及脑内积聚,可引起黄疸和贫血等)。禁饮酒。

41.使用雷公藤治疗类风湿关节炎的注意事项有哪些?

雷公藤作为治疗风湿病的中药已被中医界认可,由雷公藤制成的中成药,如雷公藤多甙片、昆明山海棠等已在临床应用。雷公藤具有抗肿瘤、抗炎、调节免疫及改善循环等作用,而且价格便宜,但是雷公藤对生殖系统的影响值得我们关注。长期服用该药可造成女性月经消失,停药后恢复月经的概率较小，最终导致不孕；男性可出现精子量减少，成活率低，易造成不育。所以育龄期的类风湿关节炎患者尽量避免使用此药。

42.小针刀能治疗类风湿关节炎吗?

小针刀是一种类似于刀的针灸用具，其疗法是一种介于手术方法和非手术疗法之间的闭合性松解术。它通过小的切口对肌腱及粘连组织进行剥离，不用缝合，对人体组织的创伤相对较小，不易引起感染，局部麻醉后疼痛不明显，患者无明显痛苦和恐惧感，术后无需休息，治疗时间短，疗程短，患者易于接受。本法可以治疗类风湿关节炎造成的关节周围肌腱的挛缩及粘连，可以扩大患者的关节活动度，改善患者的生活质量。

43.按摩能改善类风湿关节炎患者的症状吗?

当然可以，类风湿关节炎患者因为疼痛活动量往往较少，亦有因为关节破坏而长期卧床的患者。在进行正规的抗风湿治疗的同时，应用人工或者机器按摩，可以改善多种形式的肌肉压迫和紧张症状，缓解疼痛，减轻患者病痛。

44.类风湿关节炎会导致股骨头坏死吗?

类风湿关节炎是一种慢性炎症性疾病，可以侵犯全身多个关节，虽然常见于小关节，但是亦有侵犯大关节如股骨头的可能。另外，除去疾病本身的影响，类风湿关节炎患者长期口服消炎镇痛药或者糖皮质激素，这些药物也可以导致股骨头缺血性坏死，所以尽早控制类风湿关节炎的发展，可以避免股骨头坏死的发生。

45.吸烟能加重类风湿关节炎吗?

最近国内外都做了一些研究，发现吸烟与类风湿关节炎的发生及加重呈正相关。也就是说吸烟人群发生类风湿关节炎的概率要大于不吸烟的人群，患有类风湿关节炎的人群中抽烟者比不抽烟者的症状要重。当然抽烟亦可能加重患者骨质疏松及肺部炎症表现，让患者抵抗力变低，所以患有类风湿关节炎者尽量戒烟。

46.类风湿因子阴性是否就意味着不是类风湿关节炎了?

诊断类风湿关节炎的指标很多，如CRP、AKA、APF、类风湿关节炎33、抗Sa抗体等。类风湿因子出现在类风湿关节炎患者血液中的敏感率不高，特异性不强，所以只要其他指标阳性及症状和影像检查能明确诊断，即使类风湿因子阴

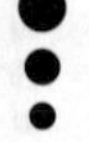

性，也要诊断为类风湿关节炎。另外，类风湿关节炎患者经过正规积极的治疗后，类风湿因子阳性亦可转为阴性。

47.风湿病和类风湿关节炎是同一种病吗?

风湿病是一类疾病的总称，中医统称为“痹证”，包括风痹、寒痹、湿痹、热痹、皮痹、行痹等；而类风湿关节炎是一种慢性炎症性疾病，是具体的一个病。二者的关系就像中国和上海的关系一样。

48.类风湿关节炎患者如何预防复发?

定期复诊及复查相关指标是预防疾病复发的关键。同时，要在风湿专科医师的指导下减停药物；适当加强功能锻炼，以自身不劳累为准；注意天气的变化，及时添减衣物 ，感冒后及时就诊；正确晒太阳；勿暴饮暴食；保持乐观的精神状态及平和的心态。

49.类风湿关节炎在关节没有变形之前能治愈吗?

治疗类风湿关节炎的最终目标是阻止此病对患者关节及内脏的破坏。对此病的早期诊断及早期治疗是风湿专科医师的责任，在未出现关节破坏、变形之前采用正规的抗风湿治疗，能使病情处于稳定状态，减缓病情的进展。但是即使通过积极治疗，仍会有10%～15%的患者不能达到临床缓解，会出现关节的破坏变形。目前生物制剂的出现及激素的正规应用，已经大大降低了类风湿关节炎的致残率。

50.晚期的类风湿关节炎患者能选择手术吗?

当然可以。当类风湿关节炎患者失去了最佳的治疗时机，或者是难治性类风湿关节炎患者，病变波及髋关节及膝关节，造成严重的畸形，影响患者的基本日常生活时，手术是治疗的主要手段之一。通过手术可以改善关节的整体状况，可以让患者恢复行走、下蹲功能，让患者重树战胜疾病的信心。当然，手术可能会出现并发症，如粘连、水肿等，术后应该严格按照手术医师的指导进行康复训练，预防并减少并发症的出现。

51.类风湿关节炎患者因关节畸形造成踇外翻，如何处理?

类风湿关节炎患者往往因为关节变形出现足部第一跖趾关节外翻（踇外翻）现象，应根据外翻程度进行对症治疗。早期为炎症反应期，局部可用些活血化瘀类的药物泡脚、涂擦，尽量缓解疼痛。外翻程度较轻、疼痛不明显的可以穿宽松的鞋子，以减少摩擦刺激。外翻程度重的可以佩戴矫形器，以纠正畸形。严重的可以采取手术治疗，如截骨术等。

52.关节腔内注射激素的方法能治疗类风湿关节炎吗?

关节腔内注射激素属于局部应用激素的方法之一，此方法可以短时间内缓解关节的肿胀，对全身的炎症反应也可以起到一定的抑制作用。而且此方法属于短期应用激素，其不良反应比长期全身应用激素要小得多。但是如果局部关节存在感染的话，要禁用此方法。另外，关节腔内注射激素不适合多次反复应用，一年内尽量不要超过3次。

53.类风湿关节炎患者病情稳定后能停药吗?

类风湿关节炎患者经过正规治疗后，关节疼痛、肿胀、压痛及炎症指标都缓解到一定的标准后，可以根据患者情况减少药量，以最小量维持。如果有生育要求的话，可以停药，但是必须定期复查，避免再次发作。

54.晨僵如何处理?

鼓励患者早晨起床后行温水浴，或者用热水浸泡僵硬关节，而后活动关节。夜间睡眠时戴弹力手套保暖，可减轻晨僵程度。

55.如何预防关节失用？

为保持关节功能，防止关节畸形和肌肉萎缩，护理人员应指导患者进行锻炼，做到勤指导、勤协助和勤督促。在症状基本控制后，鼓励患者及早下床活动，必要时提供辅助工具，避免长时间不活动。肢体锻炼由被动向主动循序渐进，活动强度以患者能耐受为限。可做肢体屈伸、散步、手部抓紧、提举等活动，也可配合理疗、按摩，以增加局部血液循环、松弛肌肉、活络关节，防止关节废用。

56.类风湿关节炎患者在做关节功能锻炼时应注意哪些事项？

（1）尽量用大关节来完成较大的任务，鼓励患者使用大肌群和大关节替代较小的肌肉和关节。

（2）疼痛的关节避免用力地抓、握和捏，因为这易导致关节变形。

（3）用手挤压毛巾或衣物而不要拧。

（4）教会患者如何保护关节以防止进一步的损伤和疼痛。详尽告知患者活动时最恰当的身体姿势，以减少关节应力，最大限度地保护关节功能。

（5）避免往尺侧方向推压掌指关节和腕关节，当铺床单或抚平衣物时，用手向桡侧方向移动。

（6）取重物时用双手抬而不是只用单手，用手掌托起重物底部而不是用手指钩住重物。

（7）避免关节在一个位置上时间过长。

（8）静态时，不要将关节放置在变形的位置，避免关节在变形的位置上承受外部和内部的压力。

57.针灸如何治疗类风湿关节炎?

（1）针灸的作用：

1）疏通经络：疏通经络的目的是使瘀阻的经络通畅而发挥其正常的生理功能，这也是针灸最基本、最直接的治疗作用。经络“内属于脏腑，外络于肢节”，运行气血是其主要的生理功能之一。经络不通，气血运行受阻，临床表现为疼痛、麻木、肿胀、瘀斑等症状。针灸科选择相应的腧穴通过针刺手法及三棱针点刺出血等使经络通畅，气血运行正常。

2）调和阴阳：调和阴阳就是使机体从阴阳失衡的状态向平衡状态转化，这是针灸治疗最终要达到的目的。疾病发生的机制是复杂的，但从总体上可归纳为阴阳失衡。针灸调和阴阳的作用是通过经络阴阳属性、经穴配伍和针刺手法完成的。

3）扶正祛邪：扶正祛邪就是扶助机体正气及祛除病邪。疾病的发生发展及转归的过程，实质上就是正邪相争的过程。针灸治病，就在于其能发挥扶正祛邪的作用。

（2）针灸的适应证：由类风湿关节炎引起的颈、肩、腰、腿疼痛及药物引起的胃肠道不适，以及整个机体的调理等。

（3）针灸的禁忌证：

1）部位禁忌：重要脏器部位不可针，大血管所过之处应禁刺，重要关节部位不宜针刺。

2）腧穴禁忌：女子禁针石门，此外孕妇禁针合谷、三阴交、缺盆，以及腹部、腰骶部腧穴。小儿禁针囟会。

3）病情危重、预后不良者禁针。《内经》提出“五夺禁针”即此意。

4）大怒、大惊、过劳、过饥、过渴、房事、醉酒等情况下禁针。

5）年老体弱者针刺时应尽量采取卧位，取穴宜少，手法宜轻。

6）有出血性疾病或常有自发性出血者、损伤后不易止血者，不宜针刺。

7）皮肤感染、溃疡、瘢痕和肿瘤部位不予针刺。

8）眼区、胸背、肾区、项部，以及胃溃疡、肠粘连、肠梗阻患者的腹部，尿潴留患者的耻骨联合区针刺时应掌握深度和角度，禁用直刺，防止误伤重要脏器。

（4）治疗方法：

1）针刺法：

a. 针刺风池、三阴交、腕骨、合谷、内关透外关、犊鼻、足三里、阳陵泉透阴陵泉。

b. 深针多取天应穴、夹脊穴、四肢小关节局部腧穴。

c. 取关元、气海、足三里、肝俞、肾俞、脾俞为主穴，配合关节病变部位的局部选穴及循经取穴。

2）温针法：是针刺法与艾灸法相结合的一种治疗方

法。针刺相应穴位后，使用艾绒或短截艾炷裹于针柄上点燃，通过针体导热，将艾炷热力传入穴位。具有温通经脉、行气活血等作用。

a. 选取关元、气海、足三里、肝俞、肾俞、脾俞为主穴，配合局部选穴及循经取穴。

b. 主穴取风池、三阴交，配穴取合谷、腕骨、犊鼻、足三里、内关透外关，阳陵泉，手部选八邪、阿是穴。

3）灸法：

a. 上肢关节发病者：取大椎、至阳及相应夹脊穴，肩部加患侧肩前、肩髃，肘部加患侧曲池、小海，腕部加患侧外关、腕骨。

b. 下肢关节发病者：取命门、腰阳关及相应夹脊穴，膝部加患侧膝眼、阳陵泉，踝部加患侧申脉、丘墟。

c. 取大椎、大杼、膈俞、脾俞、肾俞。在相应腧穴上行大艾炷灸3壮，两天灸一次，30天为一疗程，行6个疗程。

4）药针疗法：取督脉经穴大椎、二椎下、陶道、腰阳关、命门等，根据病情选择使用丹参注射液、当归注射液、祖师麻注射液、维生素 B_{12}注射液、地塞米松注射液。

58. 按摩如何治疗类风湿关节炎?

中医认为类风湿关节炎因风、寒、湿之邪侵入骨骼经髓，凝滞于关节，闭塞不通所致。按摩治疗中多应用挤压加摆动类手法以解凝开滞，促进气血畅通，获“通则不痛”之效。施按摩揉搓手法能温经散寒，用推擦拍击等手法可活血祛瘀。使用运动关节类手法则可滑利关节，矫正畸形，恢复关节功能。

（1）按摩疗法的具体作用：

1）松解关节囊及韧带的挛缩和粘连：可用手指按关节囊和韧带纤维的走行方向，进行纵向延伸和横向滚动按摩，以伸展挛缩的关节囊和韧带，并减少粘连。

2）松解肌肉粘连：可用手指横向捏住粘连的肌肉，横向滚动。

3）增加关节活动幅度：此手法必须十分轻柔，不可使用暴力，急于求成。因受累关节的骨端疏松，韧带脆弱，用力过大时可造成骨折或韧带损伤，反而加重类风湿关节炎患者的关节损害。手法力量的标准应以按摩时基本不痛，按摩后不肿为原则。

4）缓解肌肉痉挛：根据痉挛肌肉走行方向，沿其纵轴，用两手掌自肌肉中点向相反的两个方向按压，以舒展痉挛紧张的肌肉纤维。

5）改善肌肉和皮肤的血液及淋巴液循环，增加肌肉和皮肤的营养供给，消除水肿，从而避免或减轻肌肉和皮肤萎缩。此手法应以按捏肌肉和摩擦皮肤为主，从肢体远端向肢体近端循序渐进。

（2）适应证：由类风湿关节炎引起的全身各关节疼痛及肌肉酸痛等经络不通之症。

（3）禁忌证：

1）诊断尚不明确的急性脊柱损伤伴有脊髓症状的患者。

2）急性软组织损伤且局部肿胀严重的患者(如急性脚扭伤)。

3）可疑或已经明确诊断有骨关节或软组织肿瘤的患者。

4）骨关节结核、骨髓炎、严重骨质疏松的老年患者等。

5）有严重心、脑、肺疾病者。

6）有出血倾向的血液病患者。

7）局部有皮肤破损或皮肤病的患者。

8）有精神疾病不能合作的患者。

9）病程已久的体弱患者，经不起最轻微的推拿、按压，如大意地进行操作，就会出现眩晕、休克的症状。

10）烫伤患部不宜推拿；患部周围忌重推拿。

11）极度疲劳和醉酒的患者，不宜推拿。

（4）治疗方法：

1）常用穴位及部位：膈俞、肝俞、脾俞、胃俞、肾俞、肩三穴、曲池、外关、阳池、阳溪、合谷、后溪、血海、阳陵、足三里、绝骨、昆仑、解溪、涌泉诸穴，及四肢诸病变关节。

2）常用手法：指揉法、捏脊法、拿法、捻法、抹法、摇法、擦法及关节运动法。

3）操作方法（以介绍手、足部为主）：患者取俯卧位，医生立于其左侧。分别以指揉法施于背部诸腧穴，以膈俞、肝俞、脾俞、胃俞、肾俞为重点交替操作，有酸胀得气感即可。而后施以膀胱经擦法（中背部），再施以捏脊法从骶尾部起向上至颈胸段3～5遍。用时总共约5分钟。

患者取仰卧位，医生坐于其患侧。先在患肢前臂掌侧和背侧交替施以掌根按揉法，由近端向远端过渡。分别拿前臂桡侧肌群和尺侧肌群。指揉外关、阳池、大陵诸穴并配合腕关节屈伸、桡偏、尺偏及顺时针和逆时针方向的腕关节被动运动。擦腕背侧和腕掌侧，均以热为度。拿合谷，捻、抹诸手掌指关节，近节指间关节和远节指间关节；并配合诸小关节屈伸的被动运动和摇动诸掌指关节。指揉掌侧骨间肌和背侧骨间肌。用时总共约10分钟。

（5）注意事项：

1）在能耐受关节疼痛的限度内，必须持之以恒地、有规律地锻炼每一个受累的关节，每日1～3次，每次数分钟至数十分钟。

2）坚持综合治疗和早期治疗，恢复大多较好。

3）注意保暖，避免疲劳，减少反复发作的诱因。

59.气功如何治疗类风湿关节炎?

类风湿关节炎是由于素体脾肾不足，复感风、寒、湿之邪，闭阻经络，气血不通而致。气功锻炼通过调心(意念活动)、调身(导引动作)和调息(呼吸吐纳)，通经活络，收清排浊，固肾强脊，健脾祛湿，能使机体功能得到全面调整和加强。因此，气功能有效地预防和治疗类风湿疾病，全面提高人体的抗病能力，调动人体潜能，开发智慧，陶冶性情，是防病治病、强身益寿的首选方法。

（1）练功的要领：

1）松静自然：“松”即自己感到轻松愉快，使身体和精神放松，这是练功的第一要领；“静”即闭默无声，与“动”是相对应的。“松”与“静”是相辅相成的，“松”常是“静”的先行，而“静”又可以使“松”加深。但“静”不宜过深，避免睡着或受凉。

2）意气相合：这需要经过一段时间的训练才能达到。练功时，用意念活动影响呼吸，渐渐使意念的活动与气息的运行相互配合，使呼吸随着意念活动缓慢进行。在松、静的前提下，逐步把呼吸锻炼得自然、缓和、柔细、匀长。

3）动静结合：动静结合是祖国医学理论体系的一个特点，只有动静结合才能相得益彰，起到调和气血、平衡阴阳的作用。

4）上虚下实：练功时上身放松，使意气停留到下部。若下体充实，上体也自然能够虚灵，头脑清醒，故练功时注意锻炼至上虚下实，但以舒适为度，不宜勉强。

⑵类风湿关节炎专用气功法：

1）放松功：放松功是有意识地依次注意身体各部位，结合默念“松”字，逐步将全身调整得自然、轻松、舒适，解除紧张状态，排除杂念，安定心神，从而调和气血，协助脏腑疏通经络，增强体质，祛病延年。

a.姿势：卧式、坐式、站式均可。

b.呼吸：一般自然呼吸，亦可放松与呼吸结合，吸气时注意部位，呼气时念“松”字(也有人认为念“送”字更便于放松)。

c. 意念：有“三线放松”“分段放松”“局部放松”以及吸“静”呼“松”法等。常用的是“四线放松法”，即将全身分为四条线，依次放松，并配合呼气默念“松”字。

第一条线(两侧)：头部两侧—两肩—两肘—两前臂—两腕—两手十指。意守中指端2～3分钟。

第二条线(前面)：面部—颈部—胸部—腹部—两大腿—两膝部—两小腿—两足背—两足十趾。意守大趾1～2分钟。

第三条线(后面)：后脑部—枕项部—背部—腰部—两大腿—腘窝部—两小腿—两足底。然后意守涌泉穴3～5分钟。

第四条线(中央)：百会—会阴。冲刷大脑，纵贯五脏六腑(体腔中轴)，然后从会阴分两侧沿大腿长骨骨髓腔至涌泉。每次练功做2～3个循环。

“局部放松”：在“四线放松”的基础上再单独放松身体的某一病变部位，或某一紧张点，默念“松”字20～30次。

“意守丹田”：在局部放松的基础上，意守丹田，自然站立。

2）动功：

a. 预备：两脚平行开立，比肩稍宽，双膝微屈，松肩松髋，头身中正，舌尖轻顶上腭，似笑非笑，两目平视，意照全身，由上而下依次放松。呼吸自然，将气沉入丹田，意守丹田。

b. 托天柱地：双手劳宫相对似持球状，自体前举至与肩平时，屈肘至胸前合掌，两手上下分开，左手上托，右手下按，掌心突出，意守两手劳宫。双手缓缓收回至胸前，手心相对，再上下分开，右手上托，左手下按，似托天柱地状，如此反复，左右各做3次。

c. 碧海腾蛟：意想自己似碧海中一条蛟龙，灵活，矫健，富有活力。动作：两手掌心向上，自体前抬起，然后翻掌向下向外，旋臂向后，似蛙泳状。双手再自体后由腋下转向前伸，复掌心朝上。掌心向后时劳宫吸气，转向前时，十指呼气(手指有病者，可同时逐指依次运动)。脊柱与两臂动作呈反向力，共反复六次。然后身体做前后波浪运动。力发于足踝而至膝、髋、腰、脊、肩、肘，手臂亦随身体的波动向前后划动，似蝶泳状反复6次。双手自体侧抬起至头顶，向百会贯气，将气贯入丹田。

d. 收清排浊：双手掌心向下自体前缓缓提起，然后下按，掌心外凸，意在劳宫，反复3～6次。双手再提至与肩平时，掌指上翘90°，突出掌心，以柔力收推3～6次，然后松腕，两臂左右分开呈一字形，掌指上翘90°，坐腕推掌，如前法再柔力收推3～6次，两臂自体侧慢慢下落，转掌心朝后，双手向前方抬起，掌心内收再向后下方外推至45°。收推共3～6次。

e. 转膝舒筋：双手掌心向下自后向前抬起至脐下，按两膝，膝微微蹲，两膝同时向左、向右、向外、向内各转3～6圈，然后做蹲起动作，下蹲意在膝盖，起时意在涌泉，反复3～6次，身体直立。

f. 俯仰升降：两臂前伸，两掌心转斜相对自体前捧起，至头顶向百会贯气，沿身体正中导至脐部。双手沿带脉移至身体后方，内劳宫对准肾俞，身体后仰，然后身体再前俯，同时沿两腿后外侧向下，按摩足三阴经至两足踝，转向足背，沿大腿内侧上行至脐，按摩足三阴经，同时身体直立。俯仰共做3次。

g. 强腰健肾：双手自脐沿带脉移至身体后侧，外劳宫对两侧肾俞，护命门，腰部做回旋转动，正逆各9次(上身及下肢均不动，只腰髋、骨盆转动)。然后双手转为内劳宫对肾俞，交错上下搓(搓在脊柱两侧的腰大肌上)，上至后屈尽处，下至尾闾，上体及头部随手的动作而左右晃摆，各9次。

h. 熊晃健脾：双手自然下垂于体侧，周身充分放松，左膝微屈，身微左晃，左臂向下松垂，同时右臂上提至胸，然后再如法晃至右侧，如此悠缓自然地扭腰晃膀，两足亦相应地虚实变化，节律轻柔，意守丹田或涌泉。共做9次。

i. 通经活络：双足交替互相叩击承山、三阴交、足三里诸穴，再以双手掌心向下置体前固定高度，两腿高抬交替使双手拍击“血海”穴，要力透肌肉筋脉。

3)辅助功：

a. 托盘运动：①单手托盘：右手上举至头顶上方，掌心向上似托盘，向右前划弧至左前方，再绕经右腋下，自右后翻转至头顶，环绕一周回至体前(注意手心始终向上)。左臂动作相同，唯方向相反，左右交替进行。②双手托盘：双手同时进行，一侧动作同上，另一侧手臂呈拧转前举，仍使手心朝上，先由头顶划圈，翻转回体前，经腋下向背后再返回，与另一侧手臂同时到达体前。左右交替动作，反复进行。

b. 抻拔脊柱：双手自体侧缓缓抬起至头顶，十指交叉转掌心朝上，用力上托，双臂贴耳，意念脊柱，稍停片刻，转掌心朝下，自百会贯气至丹田。

c. 坚持关节局部按摩：每次按摩100次，每日2次，把疼痛关节搓热，然后在各种位置做环形活动。

d. 撑拔桩：坐位，两臂撑抱式或提水式，两腿向前伸直，足跟尽力前蹬，保持此姿势数分钟。

e. 贴碑桩：将脊背贴在墙壁上，两膝屈成90°，保持此姿势1～3分钟。

（3）练气功的注意事项：

一忌蹲坐休息。运动后若立即蹲坐下来休息，会阻碍下肢血液回流，影响血液循环，加深机体疲劳，严重时产生重力性休克。因此，每次运动结束后应调整呼吸节奏，并做一些放松、调整活动，促使四肢血液回流入心脏，以利还清“氧债”，加快恢复体能、消除疲劳。

二忌贪吃冷饮。运动往往使人大汗淋漓，随着大量水分的消耗，人会有口干舌燥、急需喝水的感觉。然而此时人体消化系统仍处在抑制状态，功能低下，若图一时凉快和解渴而贪吃大量冷饮，极易引起胃肠痉挛，导致腹痛、腹泻，并诱发胃肠道疾病。

三忌立即吃饭。运动时，特别是激烈运动时，运动神经中枢处于高度兴奋状态。在它的影响下，管理内脏器官活动的副交感神经系统加强了对消化系统活动的抑制。同时，全身血液亦进行重新分配，比较集中地供应了运动器官的需要，而腹腔内各器官的供应相对减少。上述因素使得胃肠道的蠕动减弱，各种消化腺的分泌大大减少，在运动结束20～30分钟后才能恢复。如果运动后急忙吃饭，就会增加消化器官的负担，引起功能紊乱，甚至造成多种疾病。

四忌骤降体温。运动时机体表面血管扩张，体温升高，毛孔舒张，排汗增多。倘若运动后立即走进低温房间，或者在风口纳凉小憩，或者图凉快用冷水冲头，均会使皮肤紧缩闭汗而引起体温调节等生理功能失调，免疫功能下降而招致感冒、腹泻、哮喘等病症。

五忌吸烟。运动后吸烟，吸入肺内的空气混入大量的烟雾，将影响人体肺泡内的气体交换，导致人体在运动后因供氧不足而出现胸闷、气喘、呼吸困难、头晕乏力等。

六忌“省略”放松整理活动。实践表明，放松性整理活动不仅可使运动者的大脑皮层兴奋性及较快的心跳、呼吸频率，通过适宜的放松徒手操、步行、放松按摩、呼吸节律放松操等恢复到运动前的安静状态，而且，还有助于恢复肌肉的疲劳感，减轻酸胀不适，并可避免运动健身后头晕、乏力、恶心、呕吐、眼花等不良现象。

60.拔罐如何治疗类风湿关节炎?

中医学认为，类风湿关节炎是由于风、寒、湿邪停滞于关节、肌肉，阻碍气机运行，不通则有疼痛。拔罐是借热力排去罐中空气，使罐产生负压吸附于皮肤，引起局部充血而达到康复的一种方法。有研究表明，拔罐能温经通络，祛湿逐寒，行气活血及消肿止痛。拔罐能使关节周围的风、寒、湿邪气透于体表而外泄，改善局部的血液循环，消除致炎物质，加强新陈代谢，从而减轻症状，促进康复。

（1）操作方法：

1）火罐法：腰下部及上肢部关节炎取大椎、身柱、风门、心俞、膈俞；腰下部及下肢部关节炎取脾俞、三焦俞、大肠俞。先取大小适宜之火罐于主穴处拔4～6罐，然后依据患病部位的不同而选用穴位，每部位拔4～8罐不等。留罐时间为15～20分钟。每日或隔日1次，两周为1疗程，疗程间休息5～6天。

2）药罐法：取疼痛所处的经络穴位、阿是穴。用直径4～10厘米的竹罐，经药汁(透骨草、防风、川乌、草乌、荆芥、独活、羌活、桑寄生、艾叶、红花、牛膝、桂枝、川椒各100克，煮沸10～15分钟后取汁)煮沸3分钟后，在所选择的治疗部位拔罐。病情较重者，可用密排法。留罐15～20分钟，每日或隔日1次。

3）针罐法：主穴取大椎，游走性疼痛在上肢者配肩贞、肩髎、肩髃；在躯干者配命门、肾俞(双)；在下肢者配委中、承山。大椎穴只拔罐，不针刺。配穴针刺得气后用闪火法，将针留在火罐内，留针、罐15～20分钟。每周3次，10次为1疗程。

4）刺络拔罐法：取病变关节附近穴位，常规消毒后，用皮肤针叩刺，然后进行拔罐，使拔后皮肉产生红晕或出少量血液。留罐10～15分钟。2～4天施术1次，5次为1疗程。适用于急性类风湿关节炎。

（2）禁忌证：

1）体质过于虚弱者不宜拔罐，因为拔罐中有泻法，反而使虚者更虚，达不到治疗的效果。

2）孕妇及年纪大且患有心脏病者拔罐应慎重。孕妇的腰骶部及腹部是禁止拔罐部位，极易造成流产。在拔罐时，皮肤在负压下收紧，对全身是一种疼痛的刺激，一般人完全可以承受，但年老且患有心脏病的患者在这种刺激下可能会使心脏疾病发作。

3）一些特殊部位不宜拔罐，如肚脐正中(即神阙穴)。

4）局部有皮肤破溃或皮肤病的患者，不宜拔罐。

（3）注意事项：

1）拔罐时留罐时间不宜过长(一般拔罐时间应掌握在8分钟以内)，以免造成起疱(尤其是患有糖尿病者，应尽量避免起疱所带来的感染)。

2）若在拔罐后不慎起疱，一般直径在1毫米内散发的(每个罐内少于3个)不用处理，可自行吸收。但直径超过1毫米，每个罐内多于3个或伴有糖尿病及免疫功能低下者，应及时到医院处理。

3）注意罐具的清洁。如一人应专用一套罐具，一般每使用5次后应对罐具进行一次清洗，以防止感染。

4）拔罐时动作要做到稳、准、轻、快。

5）拔罐时嘱患者不要移动体位，以免罐具脱落。拔罐数目多者，罐具间的距离不宜太近，以免罐具牵拉皮肤产生疼痛，或者罐具因互相挤压而脱落。

6）选择适宜部位或穴位。一般以肌肉丰满、皮下组织充实及毛发较少的部位为宜。

7）拔罐时须保持室内温暖，防止受凉。

8）初次拔罐及体弱、年老、紧张者或儿童，宜选择小罐具，且罐要少。同时选择卧位，密切观察患者的面色、神情，询问患者的感觉，以便及时发现和处理意外情况。

61.超短波疗法如何治疗类风湿关节炎？

超短波也称“米波”，指波长为1～10米(相应的频率从300兆赫到30兆赫)的无线电波段。超短波疗法是指应用波长为1～10米的超高频交流电作用于人体，以达到治疗目的的方法。由于治疗时采用电容式电极，而电容场中主要是超高频电场的作用，故又名超高频电场疗法。

（1）超短波的治疗作用：改善血液循环，消炎镇痛，缓解痉挛，调节神经功能，加速组织再生修复，调节内分泌和内脏器官的功能。

（2）注意事项：

1）治疗前应将患者的手机、磁卡、手表、金属饰物等物品拿开。患者应去除所有含有金属纤维的衣物、含有水分的绷带、塑料化合物、导体或半导体、助听器等物品，因为它们会导致燃烧或电击。

2）确保患者皮肤干燥，如果皮肤是湿的，应确保其被擦干。

3）如果患者的皮肤上有药物软膏，应彻底擦掉。

4）患者如在治疗中感到不适，应立即通知医生。

5）患者不要穿带有抗静电层的衣服（不论是外衣还是

内衣）。

62.红光疗法如何治疗类风湿关节炎?

红光是一种红色可见光波段，该波段对人体穿透深，用于治疗效果较好。红光疗法中光输出分为“强”和“弱”档以适应不同体质的患者。

红光疗法的治疗机制是对生物体产生光化学作用，使之产生重要的生物效应及治疗效果。细胞中线粒体对红光的吸收率最大，在红光照射后，线粒体的过氧化氢酶活性增加，这样可以增加细胞的新陈代谢，使糖原含量增加，蛋白合成增加和三磷腺苷分解增加，从而加强细胞的新生，促进伤口和溃疡的愈合；同时也增加白细胞的吞噬作用，提高机体的免疫功能。

（1）红光治疗的特点：

1）多用途：标配原光束输出可以用于体表治疗；选配光纤输出更适应妇科、耳鼻喉科等浅腔道部位的治疗。

2）频谱宽：输出波长以600～700纳米为主，是LED激光的窄波长所不能比拟的。

3）功率高：光输出功率不小于3瓦（相当于氦氖激光的百倍以上）。

4）光斑大：距窗口100毫米处光斑直径大于120毫米（相当于氦氖激光的数百倍）。

（2）注意事项：

1）不能照射眼睛、性腺、孕妇的腹部。

2）不能照射带有心脏起搏器的患者、新生儿、婴幼儿和医生认为不适宜照射的患者。

63.偏振光疗法如何治疗类风湿关节炎?

偏振光疗法是指通过偏振光照射神经节、神经干、神经丛、痛点和穴位，从而达到止痛效果的一种物理疗法。此疗法可加速疼痛物质代谢及改善自主神经系统功能，促进血液循环，从而迅速阻断疼痛的恶性循环。

偏振光疗法的特点：①无损伤；②无痛苦；③无感染危险；④治疗时间短；⑤无不良反应及并发症；⑥适应范围广；⑦作为神经阻滞的辅助疗法或替代疗法。

偏振光疗法可用于对药物有变态反应的高龄患者、出血性疾病患者及不宜进行神经阻滞患者等。其可与各种药物疗法并用。操作者无须较高的医疗技术，在医师指导下，护士即可完成局部普通照射操作。

64.泥疗如何治疗类风湿关节炎?

根据泥土之结构条件及成分的不同，医疗泥分为黏土泥、沃土泥、碳泥、人工泥等。

（1）泥疗的生理作用：

1）温度作用：医疗泥热容量小，有一定的弹性与黏性，不出现互相传热现象，散热过程慢，与皮肤接触时向人体传热过程亦慢。因而，在接受泥疗时人体能耐受更高的温度。同时泥的冷却时间长，人能得到长时间的温热作用。

2）机械作用：医疗泥中包含各种小沙砾、粘土颗粒及大量的胶质物，因而具有一定的交叉强度、黏度和相对密度，与皮肤接触时给人体一定的压力，同时泥中的分子运动与皮肤发生摩擦而产生刺激作用。以上刺激综合起来就是机械作用。另外，泥中的分子运动与皮肤发生摩擦的同时会产生局部电流，这种电流可改变周围神经的兴奋性，增加泥中某些化学物质对皮肤的渗透力，随而增强医疗泥对人体所起的化学作用。

3）化学作用：泥中的各种盐类、有机物、胶质物、气体、维生素及某些激素等，被皮肤、黏膜吸收进入人体或被皮肤黏膜吸着，对器官产生化学刺激作用。

4）生理作用：在施行泥疗的部位，交感神经兴奋性降低，毛细血管扩张，皮肤充血，局部血液及淋巴循环得到改善。泥疗过程中，身体吸收一定的热量，钙、镁、钠、硫化氢等化学物质附着于皮肤表层影响散热，因而改变体温调节，影响体温之平衡，使体温增高2℃左右。泥疗对神经系统、循环系统、新陈代谢、内分泌以及消化系统，均有良好的医疗作用。

4）其他作用：有些医疗泥中含有放射性物质和抗菌物质，发挥放射作用与抗菌作用。

（2）泥疗的分类：根据发病部位、病情及患者体质等，泥疗可分为全身泥疗、局部泥疗、腹部泥疗和电泥疗等。

1）全身泥疗：将医疗泥放进澡盆内，加盐水或泉水调至需要的黏稠度，患者犹如洗澡一样躺在其中，水深达乳部即可。头部及心前区敷以冷毛巾。泥温为34～37℃，泥浴时间15～20分钟，隔两天施疗一次，10～15次为一个疗程。

2）全身包缠法：即利用日光加热埋身疗法。令患者卧于日光加热到适度的泥中，只把胸部露于泥外，泥之厚度一般为4～8厘米，胸、腹部的泥稍薄，患者的头和心前区敷以冷毛巾。全身包缠之泥的温度为37～42℃，时间15～20分钟，隔一两日施疗一次，10～15次为一个疗程。泥浴结束后，用35～37℃热水洗身，然后静卧休息30～60分钟。

3）局部包缠法：可对四肢、背部、腹部、关节、颜面、颈项、胸部等部位施疗。在床上铺被或毛毯，上面再铺一层起隔离作用的塑料布，再把搅拌好的泥按所疗部位的需要铺于其上，一般厚度为3～7厘米。碳泥和粘土泥的厚度为5～10厘米。令患者卧于泥上，然后将布、毯等按序卷起包缠其身以保温，并在头部和心前区敷以冷毛巾。

4）局部泥浴法：把手、肘部、足部等浸渍于盛泥的容器中。

5）泥罨法：把加热之医疗泥装于布袋内敷于患部施疗。此疗法可降低化学及机械作用。

6）间接泥疗法：不把医疗泥直接放在患病部位上，而放于其旁侧。医疗泥的温度根据病情、患者体质来决定。体质强、无心血管病、无内分泌及神经系统功能障碍者可用42～48℃的泥；有轻度心血管病和神经功能障碍、体弱者用37～42℃的泥；低温泥疗则用32～33℃的泥。泥疗时间每次20～30分钟，开始时隔日施疗，以后则施疗3日休息1日，以

15～20次为一疗程。泥疗结束后用35～37℃的热水将局部洗净，不得用肥皂，静卧30～40分钟休息。

（3）泥疗的注意事项：

1）当泥疗作用于炎症性病灶时，有大量炎性渗出物进入血液。患者反应性低下时，这些物质不能很好地氧化而滞留于血中，因而血沉加速，病灶局部疼痛加剧，出现红、肿、热及运动障碍症状。女性则出现腹股沟痛、下腹部不适、白带增多、尿频等症状。全身表现为周身不适、倦怠、无力、头晕、头痛、脉搏加速、呼吸急促、体温增高、大汗淋漓及失眠。泥疗还可减弱脾的功能，引起食欲不振、消化不良。

2）泥疗过程中可能出现失水和电解质平衡失调现象，因此应准备盐水或热水。泥疗过程中如果出现头晕、心悸、恶心、呕吐、大汗或局部剧痛、水肿等征象时，应立即停止泥疗。泥疗结束后应静卧休息30分钟，如患者体弱、泥疗面积大则应延长休息时间，要避免着凉。

3）接受泥疗之当天禁止进行大量活动，亦不能进行日光浴疗、游泳及郊游等。由于泥疗能增强蛋白质、碳水化合物的代谢，所以令患者进食富含蛋白质、碳水化合物、维生素B_1等之饮食。

（4）泥疗的禁忌证：结核病、心血管系统疾病、代偿功能障碍、大血管瘤、脑动脉硬化、肾性高血压病、重症哮喘、全身无力衰弱、肿瘤、出血性疾病、甲状腺功能亢进、糖尿病、皮肤病、恶性贫血，以及泥疗部位有急性炎症、湿疹等者禁忌进行泥疗。

65.蜡疗如何治疗类风湿关节炎？

（1）蜡疗的原理：

1）蜡热容量大，导热率低，能阻止热的传导。

2）散热慢，气体和水分不易散失。

3）蜡具有可塑性，能密贴于体表，还可加入其他药物协同进行治疗。

4）蜡中的有效成分能促进创面上皮再生。

（2）蜡疗的生理作用：

1）温热作用：由于蜡具有热容量大、导热系数低、保热时间长等特点，蜡疗时蜡疗区局部皮肤毛细血管扩张，充血明显，热可透达皮下0.2～1.0厘米，局部汗腺分泌增加，使局部大量出汗。由于蜡疗具有较强而持久的热透作用，有利于血肿的吸收，加速水肿消退，并能增强网状内皮系统的吞噬功能，提高新陈代谢，故其也具有消炎作用。温热的局部效应可达到促进血液循环、消炎、镇痛的作用，还可以增加胶原纤维组织的延展性，软化瘢痕和粘连的结缔组织，有利于对挛缩关节进行功能锻炼，增加关节活动范围，还能使皮肤增加弹性和柔韧性，防止皮肤松弛和形成皱纹。

2）机械作用：蜡具有良好的可塑性及黏稠性，能与皮肤紧密接触。在冷却过程中，其体积缩小，对皮肤及皮下组织可产生柔和的机械压迫作用，既可防止组织内淋巴液和血液渗出，又能促进渗出物的吸收，消除肿胀。

3）化学作用：蜡中的化学成分能刺激上皮组织生长，有利于皮肤表浅溃疡和创伤的愈合。

此外，在融化的蜡液中加入活血化瘀、祛风散寒除湿、补益肝肾的中药可起到相应的治疗效果。

（3）蜡疗的注意事项：

1）严重心脏病，过度饥饿、劳累时不宜做蜡疗。

2）蜡疗前后适当补充水分，饮适量温开水。

3）蜡疗后注意避风寒，休息10分钟，以免受寒。

4）高热、化脓性感染、厌氧菌感染、恶性肿瘤、结核、心肾功能衰竭、出血性疾病、皮肤病、周围循环障碍、严重水肿、经深部放射性治疗的患者及1岁以下婴儿禁用蜡疗。

5）皮肤感觉障碍、感染及开放伤口处慎用蜡疗。

66.什么是直流电疗法?

直流电疗法是使用低电压的平稳直流电通过人体一定部位以治疗疾病的方法，是最早应用的电疗之一。

直流电疗法的治疗作用有：

(1)促进局部小血管扩张和加强组织营养：直流电治疗后，可看到放置电极部位皮肤充血潮红。由于局部小血管扩张，血液循环改善，可加强组织营养，提高细胞活力，加速代谢产物的排除，因而直流电有促进炎症消散，提高组织功能，促进再生过程等作用。

(2)对神经系统和骨骼肌的影响：①直流电对中枢神经系统的兴奋和抑制过程有调整作用，即在兴奋与抑制过程失调情况下，直流电疗法有使之正常化的作用。因此，直流电常用于治疗神经官能症和外伤、炎症等引起的大脑皮质功能紊乱。②直流电可改变周围神经的兴奋性，并且有改善组织营养、促进神经纤维再生和消除炎症等作用，因此，直流电常用于治疗神经炎、神经痛和神经损伤。③对自主神经的作用：直流电刺激皮肤或黏膜的感觉神经末梢感受器，能反射性地影响自主神经的功能，从而影响内脏器官和血管的舒缩功能。

（3）直流电阴极有促进伤口肉芽生长、软化瘢痕、松解粘连和促进消散等作用，而阳极有减少渗出的作用。

（4）电流强度较大的直流电对静脉血栓有促进溶解退缩的作用。

（5）微弱直流电阴极促进骨再生修复，阳极改善冠状动脉血液循环。

67.使用直流电疗法时有哪些注意事项?

（1）输出导线宜用不同颜色，以示区别。作用电极一般应小于辅助电极。

（2）患者在疲劳或饥饿时不宜进行治疗。治疗中随时询问患者反应及观察电流输出量，如超过规定量，或者患者不能耐受时，应立即调整。

（3）治疗中不得拨动极性转换开关，电流强度没有降到零时，不得拨动分流器。

（4）治疗头部时，应注意防止电流时通时断对头部的强烈刺激。

（5）治疗后局部宜涂50%甘油，并嘱患者注意保护皮肤，避免抓伤。

（6）每次用过的衬垫要洗净、煮沸，金属电极要刷洗干净，保持平整。

68.运动康复治疗对类风湿关节炎患者有哪些好处?

疲劳、肌耐力下降、衰弱等是风湿病患者的常见症状，失用和长期卧床不活动是肌力丧失的主要原因。若关节持续两周不活动，不仅会丧失关节功能活动、出现挛缩，而且肌容积和肌张力也降低。运动康复治疗可以避免这些问题的发生。

69.如何为类风湿关节炎患者制订运动锻炼方案?

（1）首先，制订方案前应考虑以下因素：

1）疾病的阶段，如关节局部炎症所处的时期。

2）炎症范围和残疾情况。

3）患者的一般情况，如病情、疼痛的类型、患者的年龄。

4）运动的类型、形式及运动前的必要准备、运动项目的先后顺序。

（2）为患者确定合适的运动量和运动频度：一般来说，运动量（包括频度）宜从小到大，时间从短到长，次数从少到多。每日的活动量以不加重局部症状、不影响第2天锻炼为原则。若运动后关节疼痛持续时间超过2小时，运动后第2天出现关节疼痛及肿胀，则提示运动量过度。

70.运动治疗前患者应注意哪些事项？

（1）避免心血管反应：有严重心、脑血管疾病，严重高血压病史者，禁忌运动或避免高强度运动。

（2）适当准备：运动前可采用冷疗、热疗、按摩等疗法，以减轻疼痛、增加肌腱伸展性。

（3）选择运动种类：关节活动受限者，先用辅助或牵张运动，继之进行主动运动；关节活动不受限者，直接做关节活动范围内的主动运动。

（4）正确掌握运动量：遵循疲劳和超量恢复的原理，每次运动应引起适度的肌肉疲劳，然后有充分的间歇以待超量恢复出现并进行下一次运动。

（5）做好思想准备：运动的过程是患者主观努力的过程。运动前患者应了解运动对疾病康复的意义，以提高信心和长期坚持的积极性。

71.何谓ROM测定？ROM运动有哪些类型？

ROM（range of motion）即“关节活动范围”。ROM测定（可用测量器）检测关节运动时所转动的角度，是评估运动功能状态的重要手段。ROM运动有以下三种类型。

（1）被动ROM运动：是由物理治疗师或通过器械帮助来完成的关节活动运动，患者不做主动活动。

（2）主动ROM运动：是在不加辅助也不关于阻力的情况下，由患者自己主动完成的关节活动。

（3）主动-辅助ROM运动：是在物理治疗师的辅助下由患者通过主动关节活动完成的运动。

72.类风湿关节炎患者可以做哪些运动?

运动是类风湿关节炎患者自我调理的重要内容。运动的关键在于方法正确，遗憾的是许多患者以为运动有害，或者因为见效甚慢、疼痛而中断。我们认为休息与运动平衡和保持适当的运动量是患者能够坚持锻炼并从中获益的关键。

（1）运动的类型：对于类风湿关节炎患者来说，大体有三种基本的运动类型。

1）关节活动（伸展运动）：即在不引起疼痛或不适的情况下尽量做关节的伸屈动作，当伸屈范围增加到引起疼痛或不适时，再略微增加一些。其目的在于保持关节的活动性、减轻疼痛和提高关节功能。

2）静力锻炼：目的在于增强肌力从而促进能动关节的稳定性，增加负重、提物和支撑等活动的力量。静力锻炼应注意尽量减少关节的紧张，因此良好的静力锻炼应该是等长运动，即使用（收缩）某些肌肉或肌群而不运动关节。

3）耐力锻炼：为活动量更大的运动，如散步、游泳、骑车、慢跑及其他形式的运动。应注意循序渐进和防止过度紧张。

以上三种形式的运动不能相互代替，最好同时进行。

（2）锻炼的原则：

1）时间：应该坚持每日进行，最好能固定每日锻炼时间，养成习惯。当然，运动锻炼的最佳时间是：①疼痛最轻时；②僵硬感最轻时；③不疲劳时；④药物疗效达到峰值时。一般来说，早晨和晚间最好。

关节炎处于急性炎症期，局部出现红肿热痛者不宜锻炼。但即便此时，也可每日轻轻活动关节数次。

2）运动前的准备活动：和体育运动员一样，运动前进行准备活动有利于防止和减少运动锻炼中的意外损伤。建议如下：

a. 卧床做缓慢的伸展动作：伸直一臂，再伸直一臂；张开手掌，双臂向前推；闭掌，双腿往回拉；双膝举起，做踏车动作；双腿伸直；转体靠床边，一腿悬放床外，摇动，并借腿摆动的惯性坐起。

b. 先在不引起疼痛的范围内开始运动。运动内容自由选择，可做些不太激烈的动作。在开始步行或慢跑之前，先做些伸展双腿肌肉的轻柔运动。

c. 如果感到关节或肌肉僵硬，可在运动前进行按摩。

d. 运动前热身。可用电热垫、热水袋或站在暖气旁等方法。

如果热身不适应也可以用冷疗，适用于类风湿关节炎的“热”关节。

热身法和冷身法一样，需要注意：①过敏者或对热、冷感觉迟钝者不用。②时间不宜过长。

73.类风湿关节炎患者主要关节的具体运动有哪些？

在开始锻炼前，请检查一下全身主要关节，看看那些能够进行正常的运动，那些由于病变而引起活动度减少，那些根本不敢活动，并记录下来，以便日后比较。具体关节运动内容如下。

（1）屈指运动：先尽量屈曲远端指间关节（图1A），然后屈曲近端指间关节（图1B），当指尖接触掌面或已最大程度屈曲后，再充分屈曲掌指关节（图1C），可逐指进行，也可几个手指同时屈曲，如有困难，可由另一手协助。

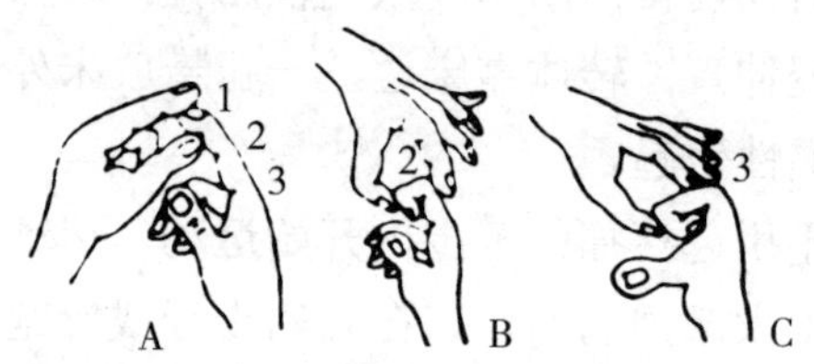

图1 屈指运动

（2）伸指运动：与屈指运动顺序相反，先充分伸直掌指关节（图2A），然后伸直近端指间关节（图2B），最后伸直远端指间关节（图2C）。

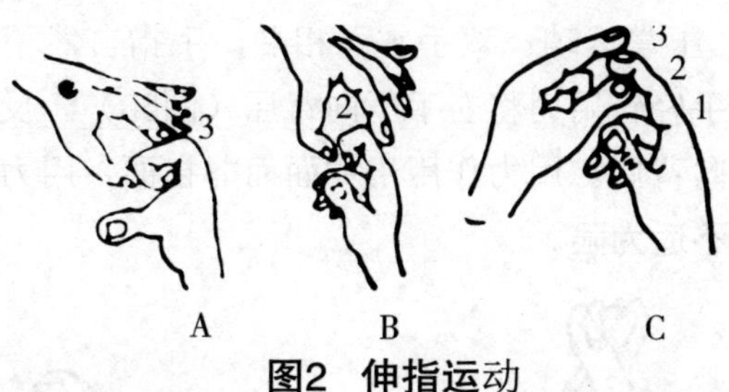

图2 伸指运动

（3）压指运动（图3）：一掌心向下平放于桌面，另一手掌根部交叉垂直压于前一手背，轻轻向下加压，使该手指关节伸直。

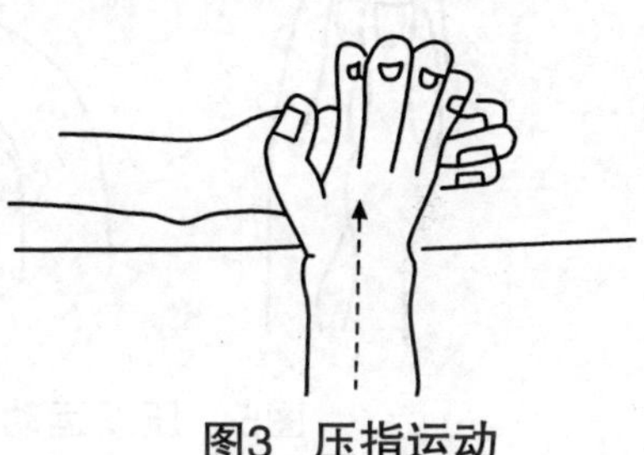

图3 压指运动

（4）对指运动：拇指尖和食指尖对指成“O”形（图4A)，然后尽量伸直五指并扇形散开（图4B）。依次以拇指尖和中指、无名指及小指尖做此对指运动。如不能对成“O”形，则尽量靠近，每次均做扇形散开动作。

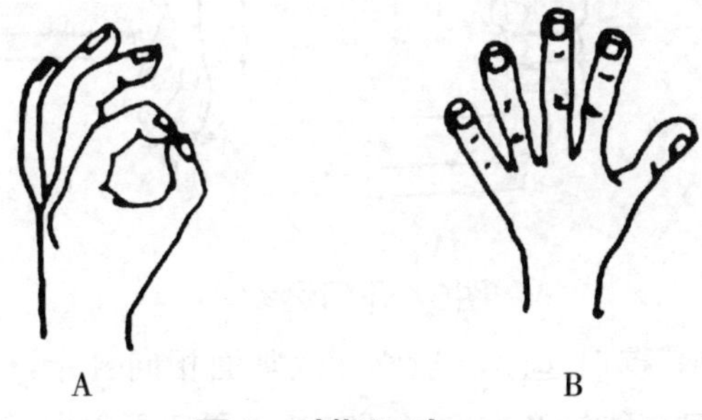

图4 对指运动

（5）压掌运动：双手掌面相贴，手指自然稍交叉（图5A），左手轻轻用力将右手压向背屈（图5B）。反之，右手将左手压向背屈。用力作用于掌面而非指面，用力程度以腕关节始感不适为限。

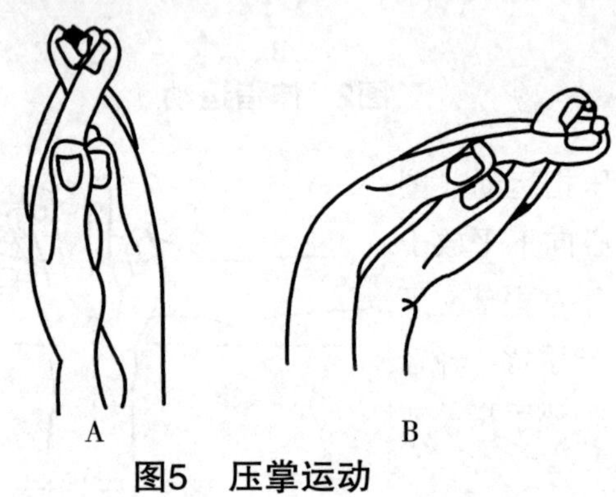

图5　压掌运动

（6）开门运动（图6）：前臂平置桌面，掌心向下，不动上臂情况下翻转前臂使掌心向上，必要时由另一手协助。注意用力作用于前臂下段而非手掌。

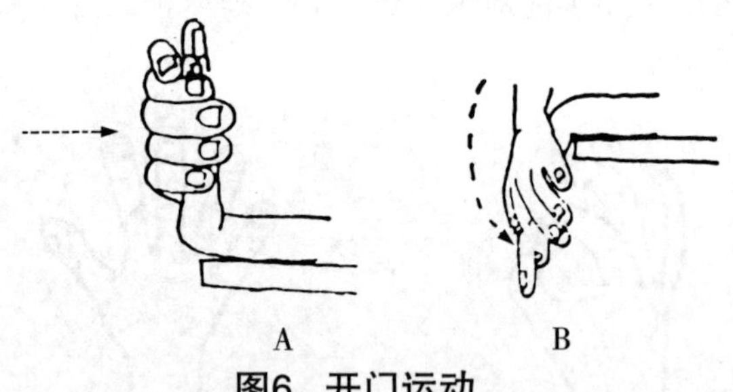

图6　开门运动

（7）劈肘运动：坐位，双掌面相向合十，弯曲双肘，使双手尽可能触及右肩（图7A），再双手斜劈向左下尽可能触及左膝，肘关节尽量伸直（图7B）。同样从左肩斜劈向右膝，如斜劈柴状。

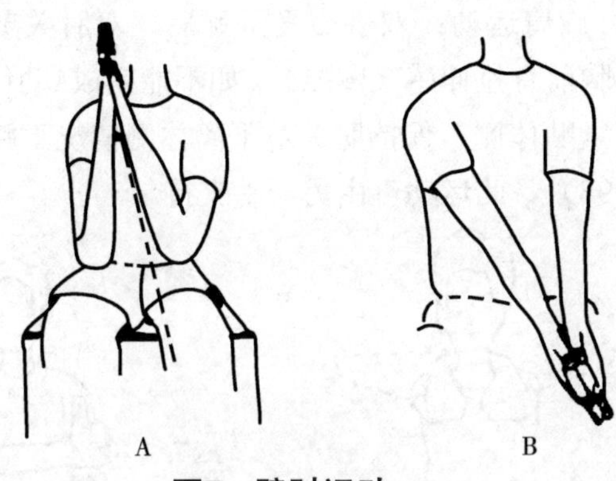

图7　劈肘运动

（8）划圈运动（图8）：坐位或站位，上身稍前倾，双上肢自然悬垂于身前，完全放松至感到手的重量。保持上肢悬垂情况下，从小到大做划圈运动。

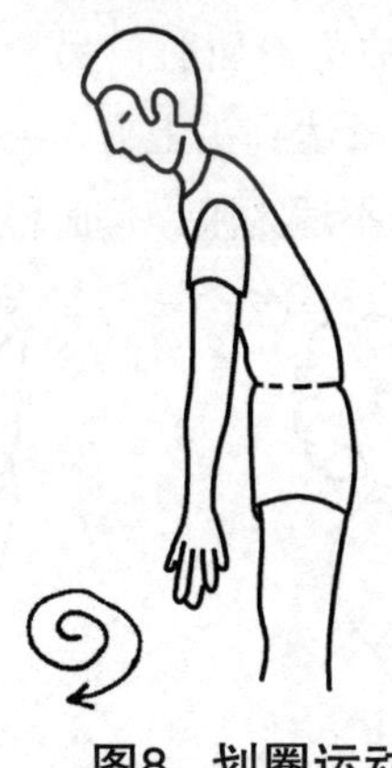

图8　划圈运动

（9）旋肩运动：双手交叉于颈后，双肘关节尽量往后拉，肩和胸前有拉伸感（图9A）。如不能完成A动作，可以曲肘，上臂紧贴体侧，保持肘关节不离体侧情况下将前臂旋离腹部（图9B）。此运动可由另一手支持。

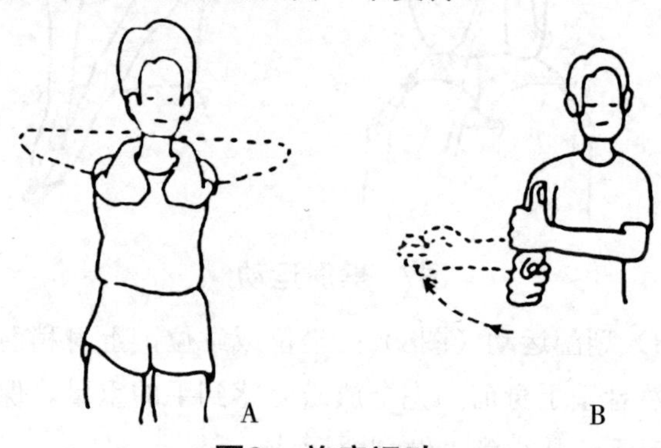

图9　旋肩运动

（10）撑肩运动：站位，屈肘，另一手扶肘轻轻抬高上臂（图10A），使前臂尽量达到头上方，并搁在头上休息（图10B)。以刚刚觉得肩关节不适为限。仰卧位较易完成此动作。

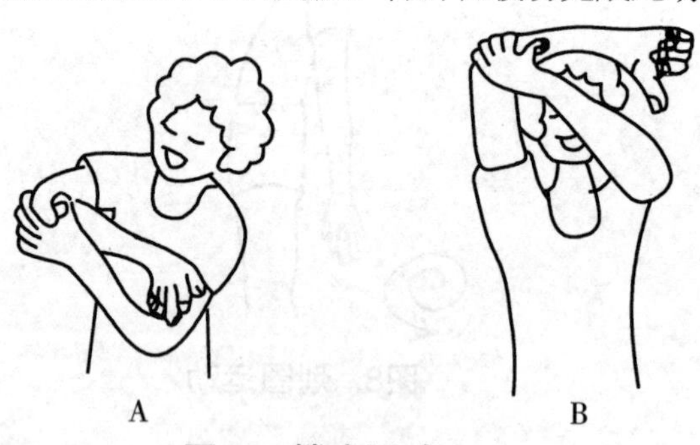

图10　撑肩运动

（11）棍棒运动（图11）：用手杖之类的小棍棒，两手各抓一端，尽量将其高举过头。如两肩病痛程度不同，不要求棍棒两端达同一高度。若两手握棍困难（如抓不稳或疼痛），应通过其他运动锻炼握拳能力。卧位或坐位较易完成此动作。

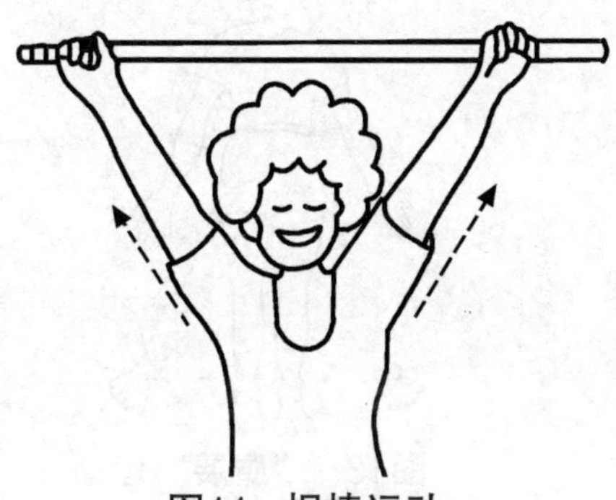

图11　棍棒运动

（12）肩“滑车”运动（图12）：在一扇开着的门上挂一条绳子，当做“滑车”，坐位或站位，两手各抓住绳子一端，一手拉下，一手上升，一上一下，使两上肢稍感不适为度。

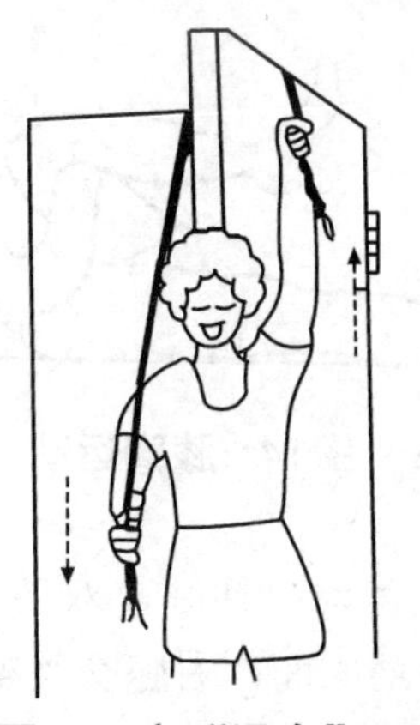

图12　肩“滑车”运动

（13）“鹰展”运动（图13）：仰卧，尽量向两侧外展双下肢，并逐渐扩大之，可请人协助测量双膝分开的距离，以了解运动能力进步情况。如感困难，可逐个下肢轮流外展。

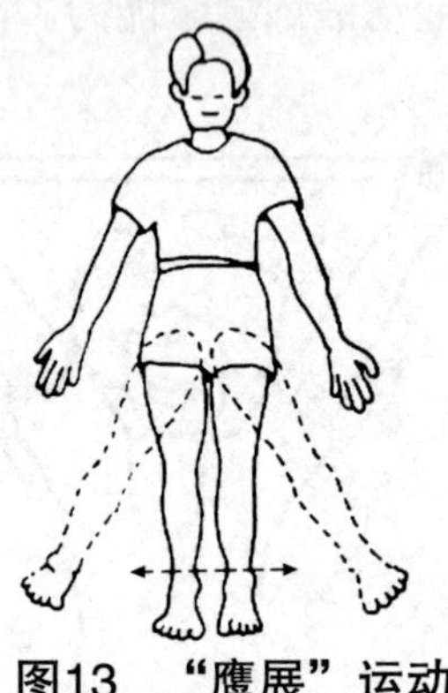

图13　“鹰展”运动

（14）膝胸运动（图14）：仰卧，一腿伸直，另一腿屈膝屈髋，尽量使膝盖抵触胸部；可用双手抱住大腿协助屈髋。锻炼时伸直的下肢也可稍弯曲以减少腰脊紧张。

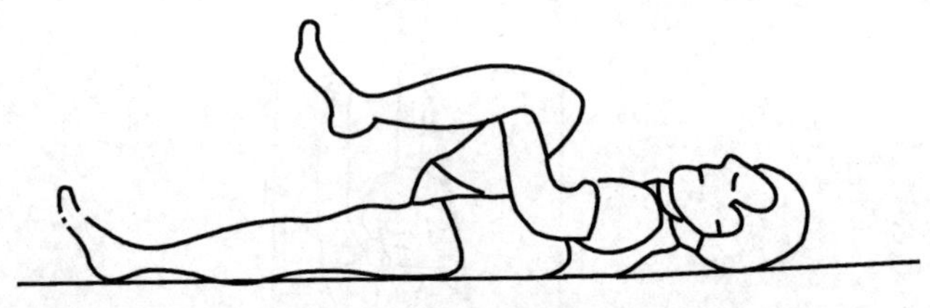

图14　膝胸运动

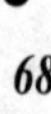

（15）旋髋运动：仰卧，双手伸展或交叉于脑后，屈膝屈髋，左足平踏床面，右腿交叉架在左膝上（图15A），

旋髋向右，试将膝盖接触床板，同时保持上身仰于床上（图15B）。反过来做另一侧。

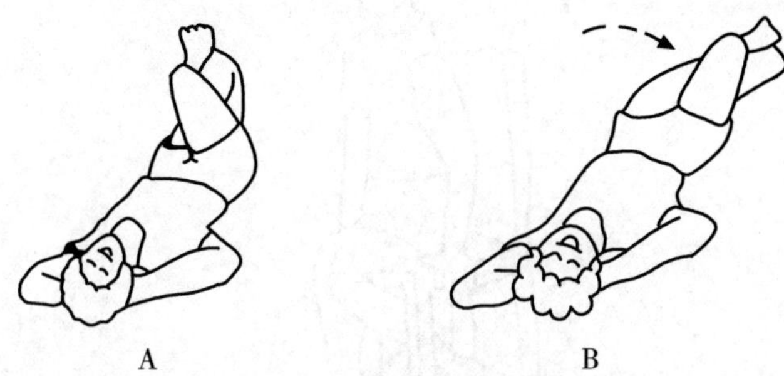

图15　旋髋运动

（16）屈膝运动Ⅰ（图16）：仰卧，双足平踏床面。双手交叉抱于一胫，屈一髋使膝关节靠近胸部并轻轻而缓慢地用双手向小腿加压，尽量屈膝，足跟接触臀部。

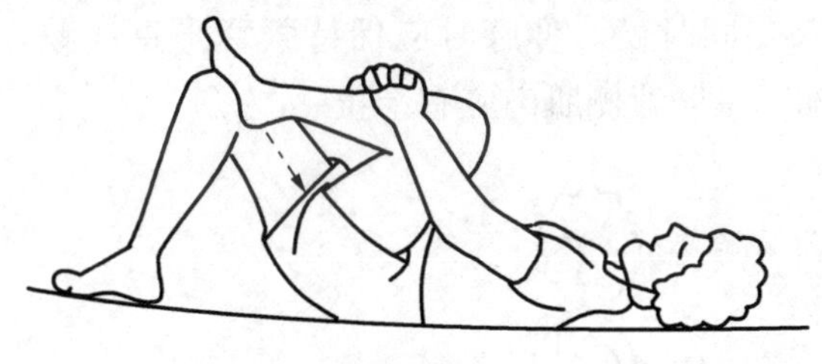

图16　屈膝运动Ⅰ

（17）屈膝运动Ⅱ（图17）：端坐于一直背椅子上，尽量保持此姿势和位置。轮流使一下肢尽量向后屈膝关节，足尖最大距离地后移。双手抓住椅面两侧边缘向下压以增加屈膝范围。另一足保持不动。

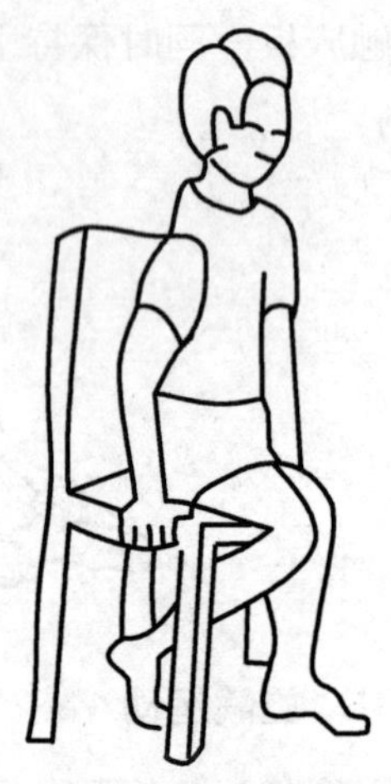

图17　屈膝运动Ⅱ

（18）伸膝运动（图18）：坐在直背椅子上，一足架在另一椅子上，先微屈膝，后用力伸直膝关节。如单膝无困难，则双膝同时做。伸膝时应保持腰背平直，贴靠在椅背上，臀部及下肢背侧肌肉应有牵拉感。

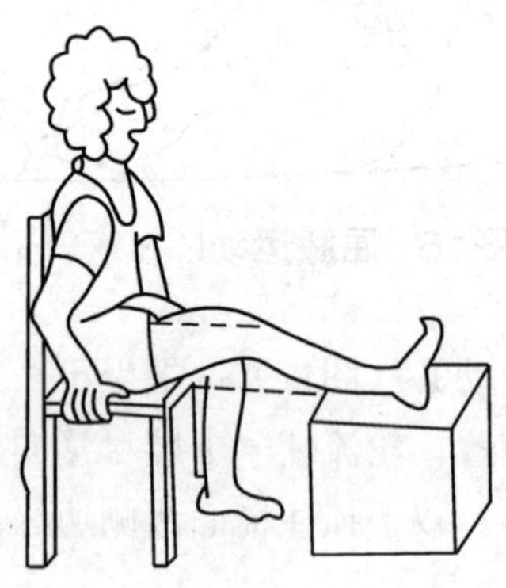

图18　伸膝运动

（19）跟腱伸张运动（图19）：立于桌边，双手扶桌面边缘。屈膝使其尽量靠近桌子；伸直另一下肢，保持双足平踏地面，身体前倾。伸直的下肢应有肌肉牵拉感。也可倚墙或栅栏做此锻炼。

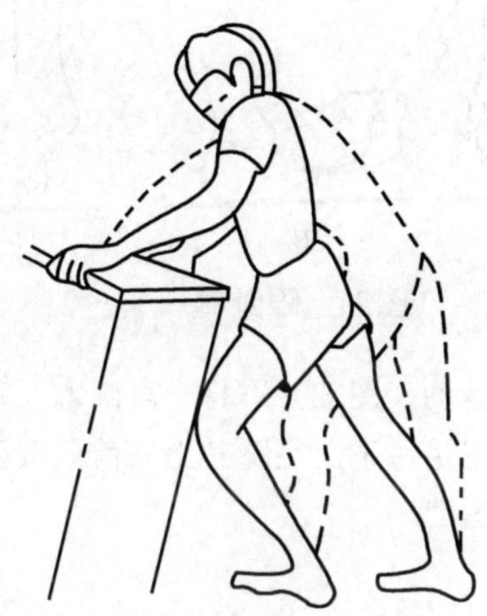

图19　跟腱伸张运动

（20）跟趾运动：坐于靠背椅上或床沿，双足平踏地板。先尽量提起足趾和足前部，保持足跟着地（图20A），然后足趾着地，尽量提起足跟（图20B）。

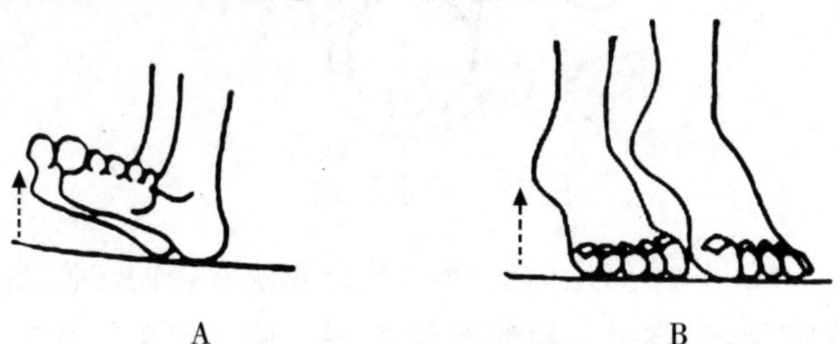

图20　跟趾运动

（21）跟趾舞：坐于靠背椅上，双足平踏地。先尽量提高全足和足趾，仅足跟少部分着地（图21A）；保持足跟着地并将足趾转向右（图21B)；然后足尖着地，尽量抬起足跟转向右（图21C）。同样向左，反复运动。

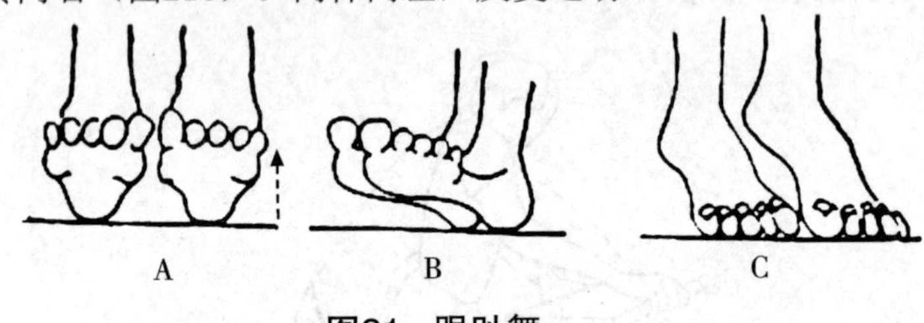

图21　跟趾舞

（22）滚足运动（图22）：将一段圆木（或竹筒等大小合适的圆柱体）置足弓下，足踩其上并前后滚动之。双足可同时或轮流做此运动。

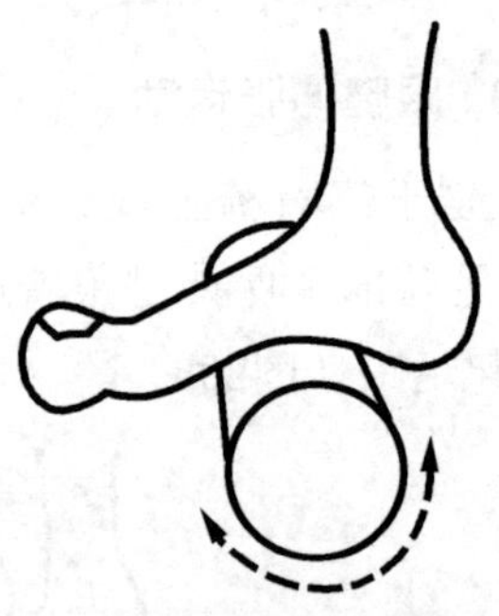

图22　滚足运动

（23）颈部三向运动：完全放松并轻而缓慢地使颏部“掉”落于胸前；再缓慢地抬头后仰，使头轻轻“掉”向后；最后头处中立位（图23A）。可反复做，但不能用力强制。锻炼时如感一阵锐痛传至手臂，则须停止，不宜做此锻炼。头转向右，尽量越过右肩远望；再转向左，同样尽量越过左肩远望；注意动作要轻柔缓慢（图23B）。头歪向右肩，然后歪向左肩，尽量使耳朵接触肩膀（图23C）。如感眩晕可闭上眼睛，如眩晕不缓解，停止此项锻炼。

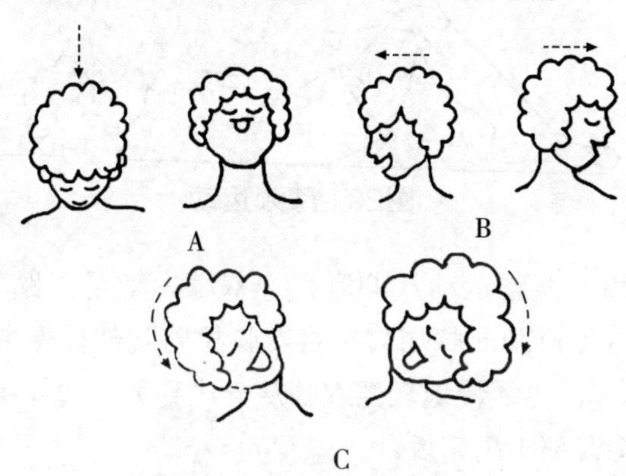

图23　颈部三向运动

（24）骨盆翘起运动（图24）：双膝屈曲，仰卧床上，双足平踏。双手置腹部，收臀、拉腹，使后背仅小部分着床。为理解此动作，可想象将耻骨联合尽量向颏部拉近。一旦掌握，可试站位或坐位做此项锻炼。

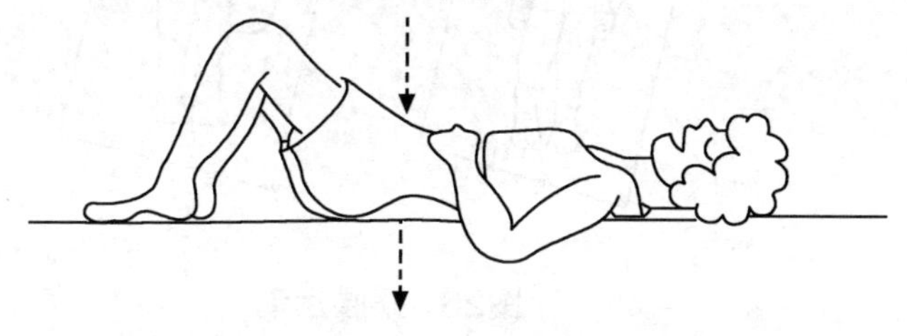

图24　骨盆翘起运动

（25）膝颏运动（图25）：仰卧，屈双膝，双足平踏，双手交叉于一侧腘窝协助将膝盖移向颏部，尽可能弯腰，并保持5秒；缓慢放平复位，重复做另一下肢。当拉膝向颏时，务必尽量屈曲上中背以抬起头，使颏部与膝盖迎合。

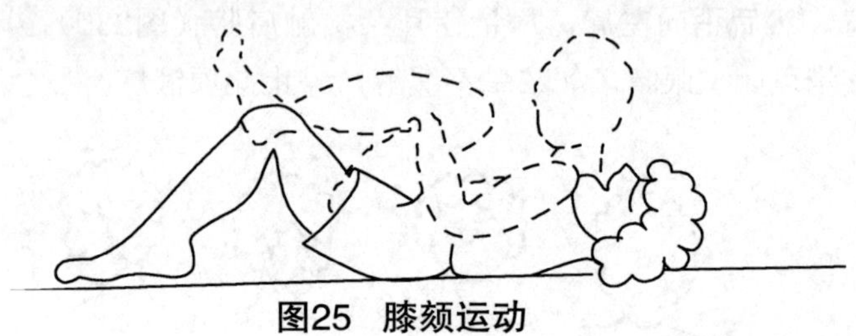

图25 膝颏运动

（26）摆腰运动：仰卧，屈双膝，双足平踏；双手交于双大腿下协助屈膝屈髋，将双膝拉向胸部，保持静止5秒（图26A），再缓慢地轻摇双膝从一边到另一边（图26B），锻炼中保持背部不离床板。

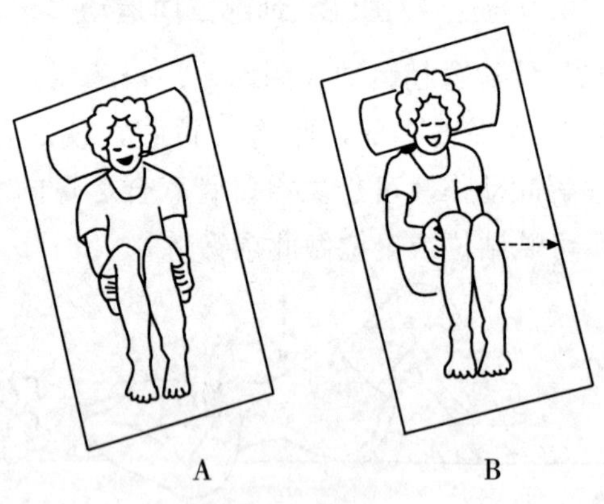

图26 摆腰运动

（27）肩胛内收运动（图27）：坐于床沿或椅边，双肘尽量向后背移动使双肩胛向中间挟挤。

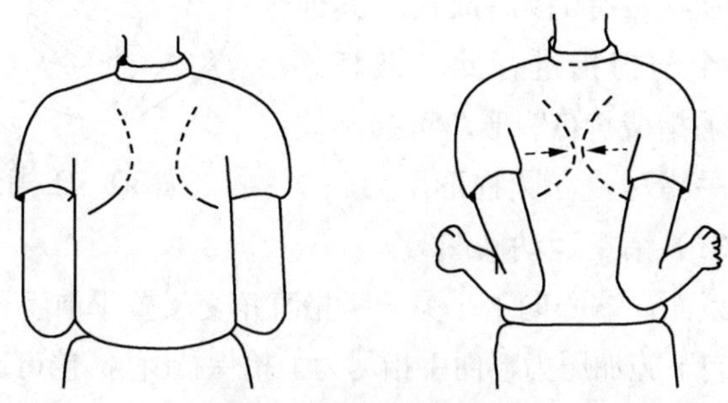

图27 肩胛内收运动

（28）撑背运动（图28）：俯卧，前臂屈肘支撑，抬头，如无不适，则可伸直肘关节支撑起上身。

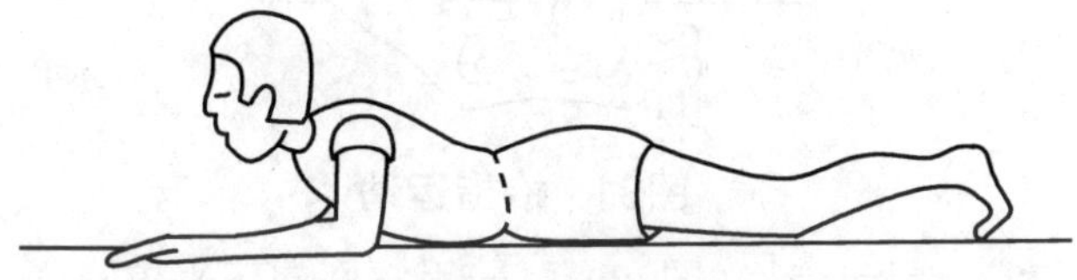

图28 撑背运动

（29）拱背运动（图29）：四肢落地做爬姿，屈膝，伸臂，深呼吸后拱起背部；然后背部缓慢垂下，充分呼气。

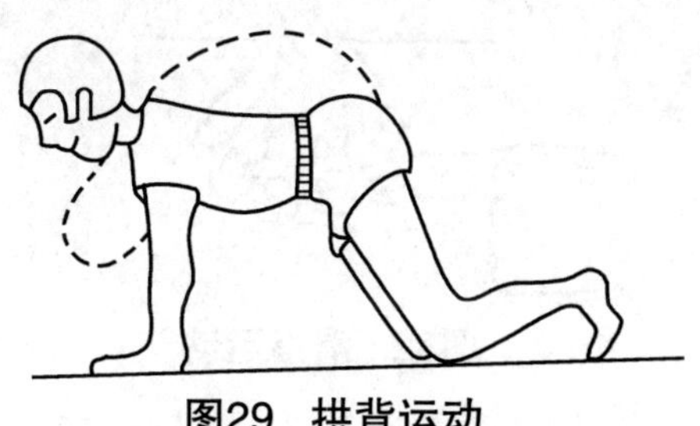

图29 拱背运动

（30）压指运动（图30）：拇指尖与食指尖轻轻接触而成“O”形，保持6秒后放松。其他手指逐个与拇指进行此项锻炼。为帮助手指成“O”形，可握圆柱形物，手指尽量向圆柱形用力。

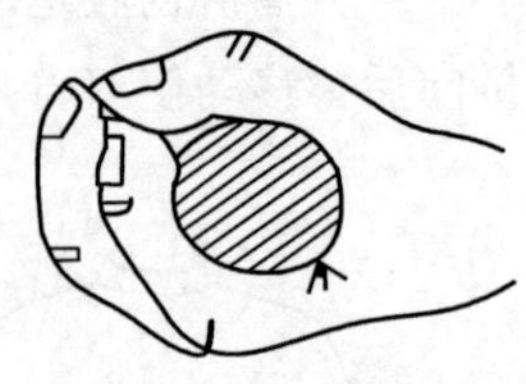

图30 压指运动

（31）抬指运动（图31）：一手平放桌面，掌心向下，另一手指直角交叉置于前手臂，双手掌均匀向下施加压力，而手指尽力上抬保持6秒，也可逐个手指用力上抬以减少疲劳。注意用力轻柔，避免暴力。

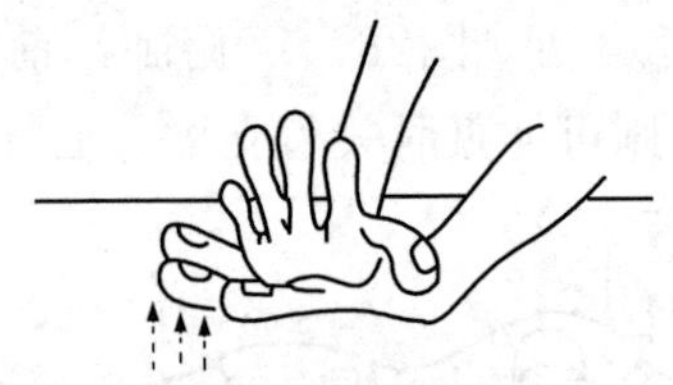

图31 抬指运动

（32）滑指运动（图32）：一手掌心向下平置桌面，手指尽量散开，各指逐个向拇指方向用力，另一手指轻轻抵住与之对抗。

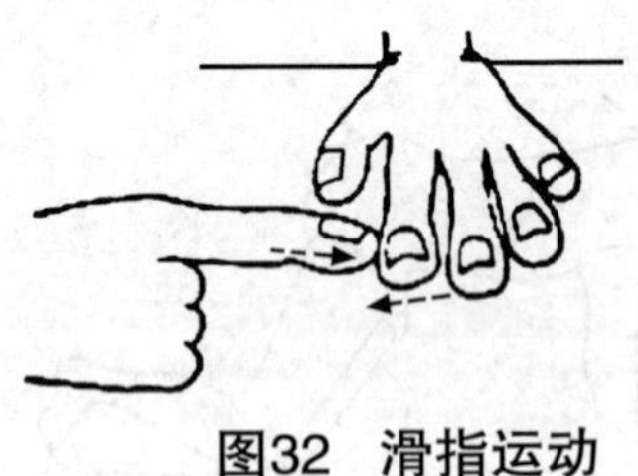

图32 滑指运动

（33）压腕运动（图33）：一手置桌面，另一手掌根部置该手背上，双手相向对抗用力，保持6秒后放松。交换手位置重复之。注意用力时双手不能有关节活动。如作为固定物之手（置顶部者）觉疼痛，可试用其他固定物，如椅子扶手，以一手对着固定物轻轻用力上抬。

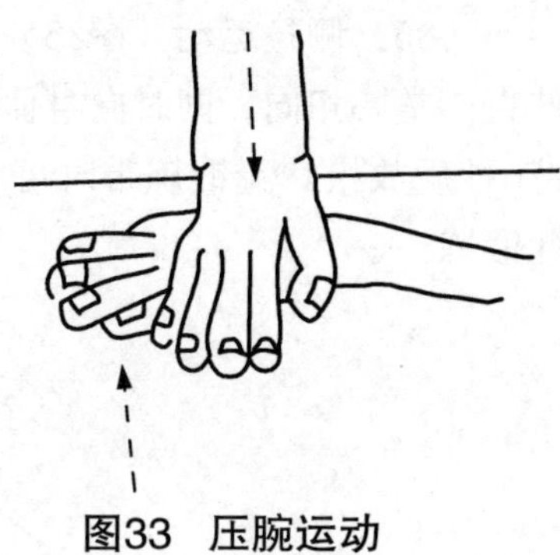

图33　压腕运动

（34）肱二头肌收缩运动（图34）：将锻炼带环绕于双手腕上方，掌心相向，屈一肘而伸另一肘，使锻炼带拉紧，保持6秒后放松。交换双手姿势重复之。如无锻炼带，可双前臂交叉，掌面向上，相向用力对抗，同样保持6秒后放松，双手交换位置重复之。

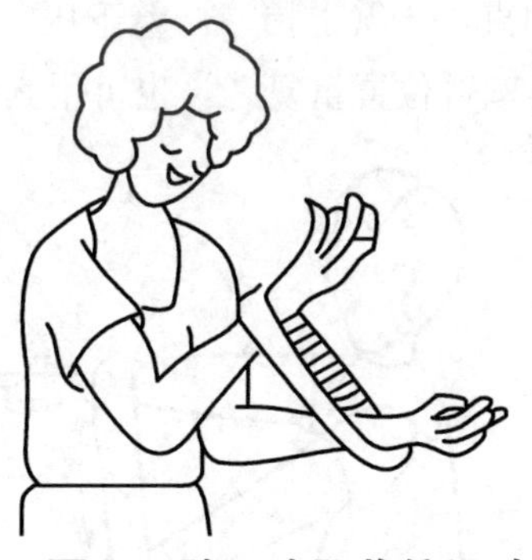

图34　肱二头肌收缩运动

（35）侧拉运动（图35）：锻炼带环绕于双前臂，双肘伸直，掌心相向，同时向身体两侧反向用力拉紧锻炼带，保持6秒后放松。无锻炼带时可对墙壁、门框或其他固定物作此锻炼。

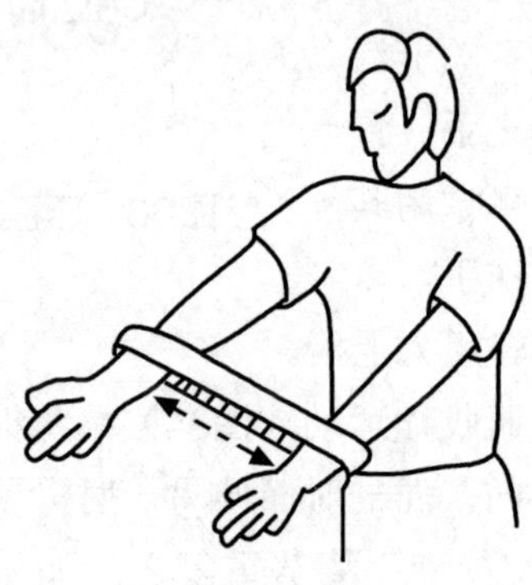

图35 侧拉运动

（36）机器人运动（图36）：锻炼带环绕于双前臂，掌心向下，双肘伸直，一臂上抬，一臂下压，拉紧锻炼带保持6秒后放松。改换双臂位置重复之。也可用其他固定物锻炼。

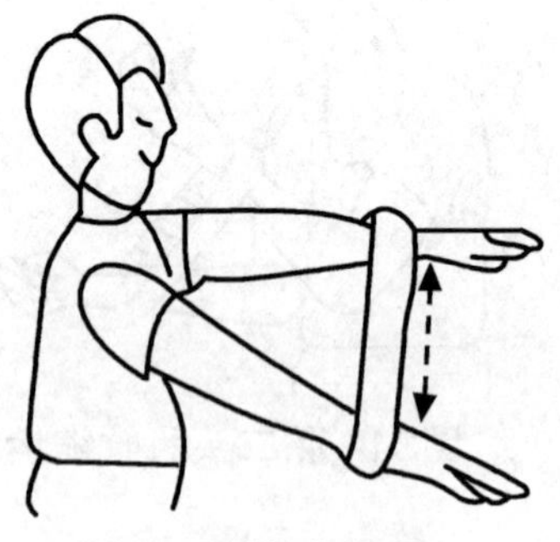

图36 机器人运动

（37）拉弓运动（图37）：双手拿住锻炼带，一前一后反向拉紧，保持6秒后放松，交换二臂姿势重复之。手指疼痛严重者不宜做此项锻炼。

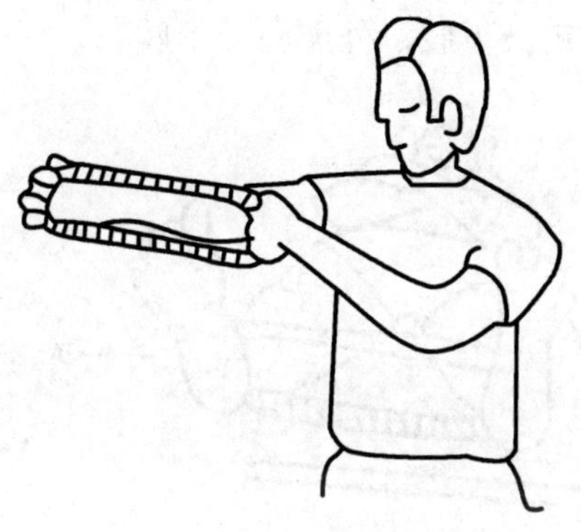

图37　拉弓运动

（38）收臀运动（图38）：卧位、坐位或站位，双侧臀肌中间用力收紧，保持6秒后放松。

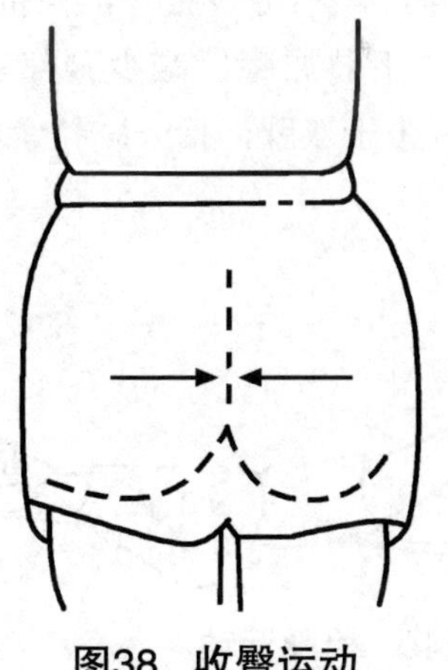

图38　收臀运动

（39）分腿运动（图39）：仰卧，锻炼带环绕于双踝关节上方（如膝痛，则环绕于双大腿下部，膝上方），双下肢向两侧外展绷紧锻炼带，足不可内、外旋，保持6秒后放松，也可轮流固定一下肢，外展另一下肢。

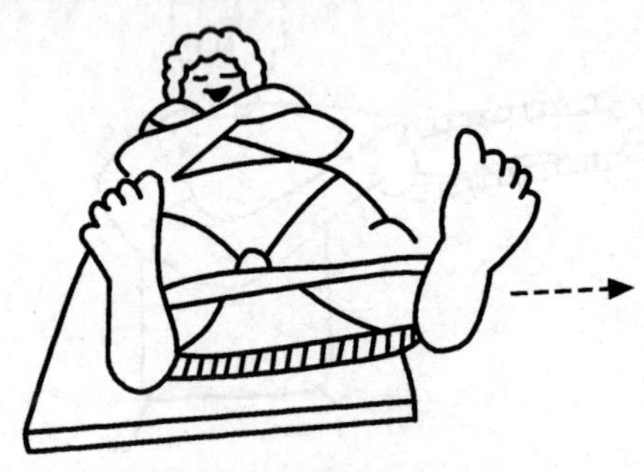

图39　分腿运动

（40）抬腿运动（图40）：仰卧，双手置腹上或其他舒适位置，收紧所有交叉于膝前肌肉，抬起一腿离地33～66厘米，保持膝关节伸直，不可弓腰脊，保持6秒后放松。如明显感到腰痛，另一下肢屈膝以减少腰部紧张。如肌肉已较有力，可环绕锻炼带于双踝，抬一腿拉紧锻炼带做此项锻炼。

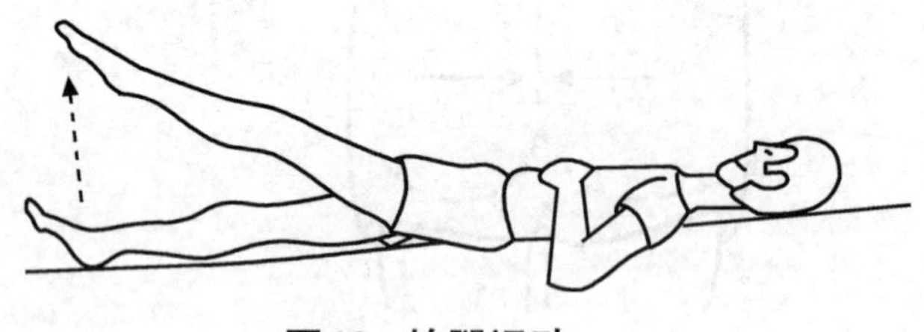

图40　抬腿运动

（41）方形运动（图41）：此运动适于体弱者，躺在床上，双下肢伸直（也可先屈一膝以舒适省力），收紧交叉于膝前之肌肉，踇趾伸向头部方向，膝盖用力压向床面，保持6秒后放松。

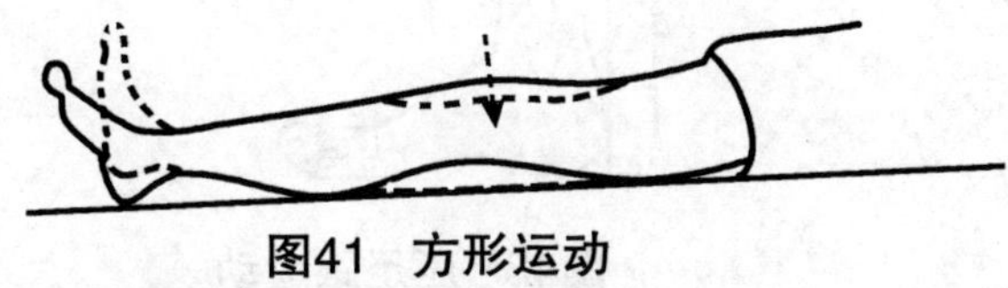

图41　方形运动

（42）剪膝运动（图42）：坐于直靠背椅上，锻炼带环绕于双踝，伸一膝、屈另一膝成剪式交叉，尽力拉紧锻炼带并保持6秒后放松。如背靠紧椅背做此项锻炼感吃力，可稍前倾上身，以减少膝关节紧张度。

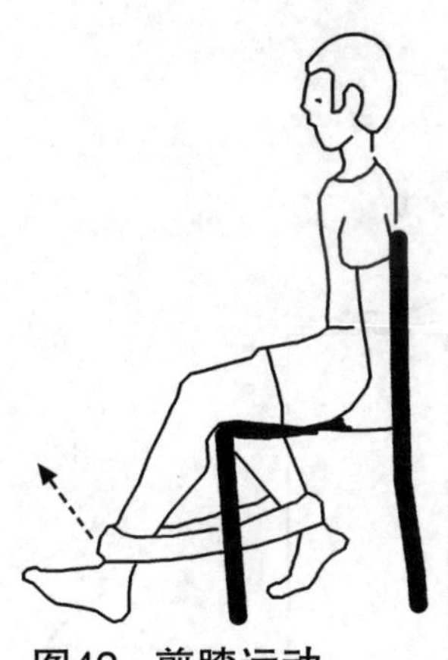

图42　剪膝运动

（43）压足跟运动（图43）：坐在直靠背椅子上，屈膝，将足后跟向后压向椅脚，保持6秒放松。

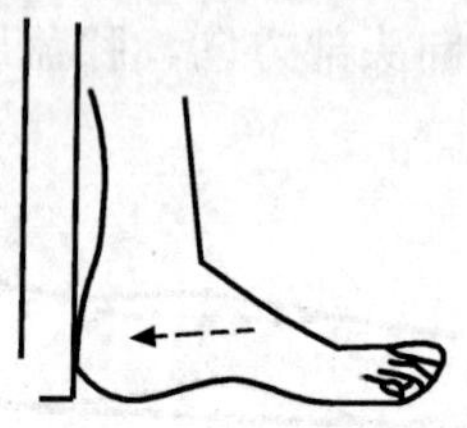

图43　压足跟运动

（44）趾尖运动：站位，双手扶于柜台或桌面作支持。抬起足跟，趾尖踏地（图44A），保持6秒后放松，缓慢放下足跟。体胖者可用足跖对一固定物用力（图44B），保持6秒后放松。

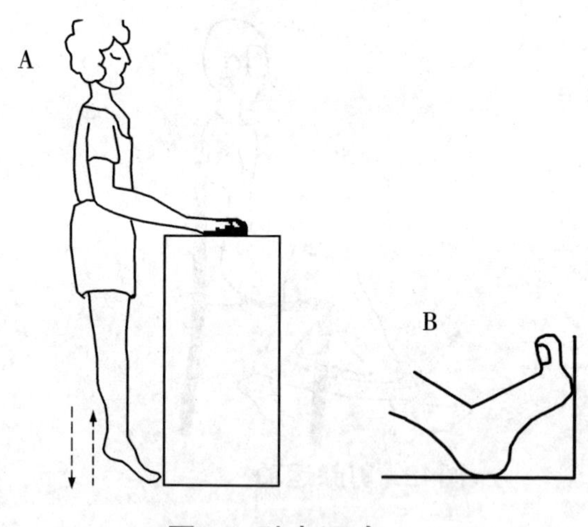

图44　趾尖运动

（45）压头运动（图45）：前臂置于前额并和头对抗用力，保持6秒后放松；再把前臂置枕部，也可头反向对抗用力，保持6秒后放松。如上肢疼痛，可改用墙壁等为固定物做此项头部对抗用力锻炼。

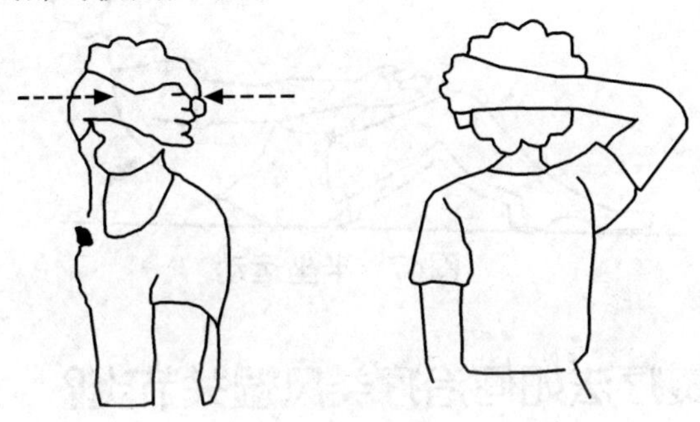

图45　压头运动

（46）强颈运动（图46）：仰卧床上，着枕。先屈颈抬头离枕，保持6秒后放松，再头向下用力压枕，保持6秒后放松。如屈颈时头颈疼痛，可改用前臂压额部以予固定。

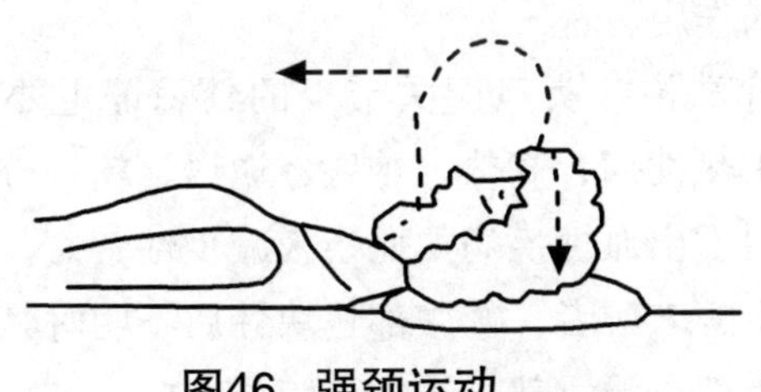

图46　强颈运动

（47）半坐运动（图47）：仰卧于硬板床上，屈双膝，足平踏，将头、肩尽量抬起离开床板（不一定完全坐起，以减少关节压力和紧张度），保持6秒后缓慢放下。抬起上身时呼气并大声从“1”数到“6”，放下时吸气。锻炼中不可屏气。

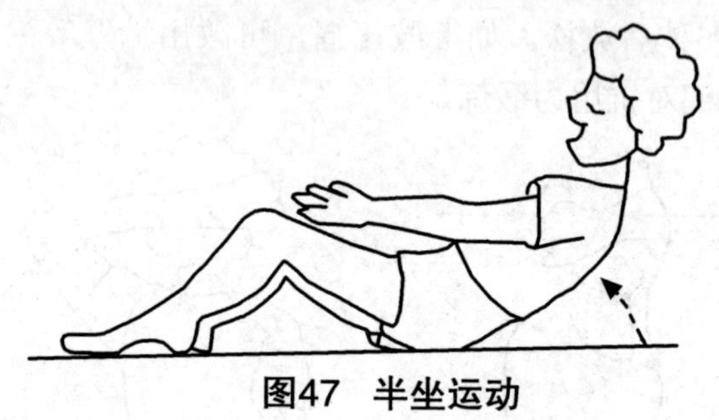

图47　半坐运动

74.热熨疗法如何治疗类风湿关节炎?

热熨疗法是用一些中草药或其他传热的物品，加热后用布包好，放在人体特定的部位上，做来回往返移动或旋转的一种外治方法。热熨使特定部位皮肤受热，并借助热力逼热气及药气进入体内，起到舒筋活络、行气活血、散寒祛邪、缓解疼痛的作用。

热熨疗法治疗类风湿关节炎的禁忌证主要包括以下几个方面：①热性病、高热、神昏、谵语、精神分裂症者禁热熨。②禁用于出血性疾病如血小板减少性紫癜、月经过多、崩漏等及麻醉未醒者。③腹部包块性质不明时禁忌热熨，孕妇禁热熨腹部、腰骶部。④大血管处、皮肤破损处等禁忌热熨。

热熨疗法治疗类风湿关节炎常用的方法有中药熨法、盐熨法、麦麸熨法、盐艾熨法等。

（1）中药熨法：将生川乌30克、生附片30克、肉桂30克、细辛30克、花椒30克、羌活30克等或者制川乌30克、吴茱萸30克、川芎30克、当归30克、红花30克、乳香30克、伸筋草30克、桑枝30克、威灵仙30克、桂枝30克、豨莶草30克、细辛10克等共研细末，洒适量白酒炒烫，装入布袋，扎紧袋口，趁热将药袋置于治疗部位。开始需要不断提起，以免烫伤，待药袋温度稍降(能耐受)后可置于治疗部位不动。药袋冷却后更换。每日1～2次，每次30～60分钟。

（2）盐熨法：取粗盐500克，用小火炒热，倒入直径为15～30厘米的小口布袋，迅速扎好口，不要让盐漏出来。一开始盐很热时最好不要直接放在皮肤处，可在局部垫上一薄毛巾等，待不很烫时，便可直接将盐包放在受累关节部位，来回熨烫皮肤，持续5分钟后热熨其他受累关节，直至盐包变凉。每日1～2次。

（3）麦麸熨法：取麦麸500克，用小火炒热，倒入15～30厘米的小口布袋，迅速扎好口，不要让麦麸漏出来。一开始很热时最好不要直接放在皮肤处，可在局部垫上一薄毛巾等，待不很烫时，便可直接将麦麸包放在受累关节部位，来回熨烫皮肤，然后热熨其他受累关节，直至麦麸包变凉。每日 1～2次。

（4）盐艾熨法：将适量的盐、艾叶共同炒热后用布包好，温度以身体能耐受为宜，热熨受累关节部位，每日1～2次。主要用于类风湿关节炎有怕冷症状者。

此外，还有盐酒熨、盐米熨等。

（5）注意事项：

1）热熨时注意观察，要防止局部烫伤。尤其对老年人，温度不宜过高。

2）患者感到局部疼痛或出现水疱时应停止操作，给予适当处理。

3）热熨后，患者要注意避风，可在室内散步，但暂时不得外出，以防着凉。

75.热敷疗法如何治疗类风湿关节炎？

热敷疗法是将发热的物体置于身体的患病部位或某一特定位置(如穴位)，使局部毛细血管扩张、血液循环加速、肌肉松弛，起到消炎、消肿、驱寒湿、减轻疼痛、消除疲劳等作用的一种治疗方法。

热敷疗法禁忌证：女性月经期、妊娠期禁用热敷；过敏者、危重疾病患者、严重心脏疾病患者禁用热敷；易出血疾病者禁用热敷；血压高时禁用热敷；热证疾病禁用热敷。

热敷疗法治疗类风湿关节炎形式多种多样，具体操作如下：

（1）药物热敷：

1）药包热敷：将选好的药物在砂锅内煮热，用布包裹，敷于患病部位或穴位。每次热敷时间不宜超过30分钟，每日2次。

2）药饼热敷：将药物研极细末，加入适量面粉做成饼状，或蒸或烙，或用面粉蒸饼，将药物细末撒于热饼上，将药饼敷于患病部位或穴位，凉后即换。

3）药末热敷：将选定的药物共研细末或捣烂，用纱布包好蒸热，直接敷在患病的部位或穴位上。

4）药液热敷：将药物煎熬后，用纱布蘸取药液，直接敷于患病部位。也可将一些临床常用的外涂药水如舒筋止痛水、麝香正骨酊等均匀喷于患病部位，先行手法揉擦1～2分钟，再将加热器置于患处进行加热，加强疗效。

5）药渣热敷：将选好的药物煎煮，去汁存渣，用其药渣热敷于患部，并施盖纱布等物或用热药汁淋洒，以防散热太快。

6）药酒热敷：将所用的药酒蒸热，用纱布或棉花蘸取药酒，直接敷于患病部位。

药物热敷常用中药方如下：

a.药物组成：伸筋草、透骨草、荆芥、防风、附子、海桐皮、千年健、威灵仙、桂枝、羌活、路路通、独活、麻黄、红花各30克。

用法：上药共研为粗末，装入布袋内，每袋150克。用时将布袋加入水中煎煮30分钟，稍凉后，热敷于患处，每次30分钟，每日2次。

功效：适用于各型类风湿关节炎。

b.药物组成：威灵仙、五加皮、苍术、乳香、没药、白芷、三棱、莪术、木瓜、细辛、黄檗、大黄、赤芍、红花、冰片各20克。

用法：研细末，调匀，加食盐和黄酒适量，炒成糊状，装入2个布袋中，置锅中蒸热，敷患处，热度以患者能够承受为度。两袋交替使用。每次30分钟左右，早晚各1次，药袋可使用数次。

功效：适用于寒湿痹阻型类风湿关节炎。

c.药物组成：桂枝70克，透骨草60克，防风12克，川椒12克，赤芍12克，荆芥12克，地肤子12克，独活12克，千年健12克，伸筋草12克，红花12克。

用法：将上药分别装入2个布袋中，放入凉水中浸泡20分钟后取出拧干，浸泡水入锅，加屜，将药袋置于屜上，加热至药物蒸透。先取出1袋，用毛巾裹上避免烫伤皮肤及减少散热，放在受累关节部位，不热后换另一袋，两袋交替使用。每日1次，每次2小时，1个月为1个疗程。

功效：适用于风寒湿痹阻型类风湿关节炎。

d.药物组成：骨碎补、威灵仙、鸡血藤各20克，川牛膝、鹿角霜、泽兰叶各15克，续断25克，当归、葛根各10克。

用法：水煎2次，混合，加上等量食醋，外敷受累关节处。每日2～3次。

功效：适用于肝肾亏虚型类风湿关节炎。

（2）其他疗法：日常生活中，可用热毛巾、暖水袋、热沙袋、电热毯和热醋等器物进行热敷。

（3）注意事项：

1）注意热敷温度，以患者能耐受、避免烫伤为度。一般建议将温度控制在45～50℃。

2）应用过程中，如感到不适或局部有不良反应，应立即停止。同时，注意防止患者出汗过多而致虚脱。

3）外用药水一般药性比较猛烈，对皮肤有一定的刺激，因此，热敷时间不应过长。

4）做完热敷注意保暖，防止受寒着凉。

5）热敷药使用时间不能过长，以免变质。

6）患者做完热敷，要饮足量温开水，以提高药效发挥。

76.熏洗疗法如何治疗类风湿关节炎?

按一定处方配好的中药，经加水煎煮沸腾后，先用蒸气熏疗，再用药液浸浴全身或局部患处，从而产生治疗作用的防治疾病方法即为熏洗疗法。

药力和热力通过皮肤、黏膜作用于机体，具有促进腠理疏通、脉络调和、气血流畅的作用。

（1）熏洗禁忌证：以下情况不宜进行熏洗治疗。

1）急性传染病、严重心脏病、严重高血压等患者，均忌用全身熏洗法。

2）危重疾病、严重感染性疾病患者及需要进行抢救者，忌用熏洗。

3）慢性肢体动脉闭塞性疾病、严重肢体缺血、发生肢体干性坏疽者，禁止使用中高温（超过38℃）熏洗。

4）女性妊娠和月经期间，均不宜进行熏洗。

5）饱食、饥饿及过度疲劳时，均不宜熏洗。

6）饭前、饭后半小时内，不宜熏洗。

7）有过敏性哮喘的患者禁用香包熏洗。

（2）熏洗方法：

1）独活、桑枝、海风藤、络石藤、海桐皮、忍冬藤、鸡血藤等各50克，加清水3000～4000毫升煮沸15～20分钟，过滤去渣后，取汁使用。每周2～3次，4～6周为一疗程。

2）透骨草、伸筋草、桂枝、花椒、红花、当归、白芷、干姜各10克，共放入盆内，加温水约3500毫升浸泡 2 小时，然后放炉火上加热煮沸30分钟。患处置药盆上方，热气熏蒸30分钟。待药液温度适宜时，再将患处置药盆内浸泡、烫洗30分钟。每日早晚各熏洗 1 次，每次约 1 小时。每剂药用1天，治愈为止。在熏洗同时配合局部手法按摩，可提高疗效。

3）生麻黄30克、生川乌30克、石菖蒲30克、陈艾30克、白芷15克、羌活15克、荆芥15克、大葱60克、生姜30克，煎汤趁热洗患处。

（3）注意事项：

1）药汤温度要适宜。不可太热，以免烫伤皮肤。如果熏洗时间较久，药汤稍凉时，须再加热，这样持续温热熏洗，才能收到良好的治疗效果。

2）夏季要当日煎药当日使用，汤药不要过夜，以免发霉变质，影响治疗效果和发生不良反应。

3）在全身熏洗过程中，如患者感到头晕不适，应停止洗浴，卧床休息。

4）熏洗后的木盆或木桶一定要及时清洗，保持清洁，防止感染。

5）应注意保暖，夏季要避风。全身熏洗后皮肤血管扩张，血液循环旺盛，全身温热出汗，必须待汗解和穿好衣服后再外出，以免感受风寒。

6）熏蒸时为使药液蒸汽不尽快消散及药液保温，可用厚纸等卷成筒状罩住患部。

7）熏洗药物绝对不能入口，表皮破损者不能使用毒性较大的药物，如生川乌、生草乌等，以防中毒。用药应根据病症选择，尽量少用毒性大的药物。

8）对于体质偏寒者，药液温度可略高于正常体温5～10℃；对于热症者，可略低于正常体温5～10℃。

77.外敷疗法如何治疗类风湿关节炎?

外敷疗法又称敷贴法，是将药物研为细末，并用适宜的液体调成糊状，敷贴于一定的穴位或患部以治疗疾病的方法。

（1）功效：本法除能使药力直达病所发挥作用外，还可使药性通过皮毛腠理由表入里，循经络传至脏腑，以调节气血阴阳、扶正祛邪，不仅善治局部病变，还可广泛用于治疗全身疾患。

（2）禁忌证：皮肤过敏，易起血疹、水疱的患者，慎用外敷疗法。

（3）操作方法：可选药物大风子、银花、土茯苓、党参、苍术、赤芍、丹参、当归、黄芪、制川乌、制草乌等，调成干湿适当的糊状敷用。如果所用的药物本身含有汁液，如大蒜，可直接捣成糊状敷用。

让患者采取适当的体位，先将敷药部位用水洗净，待干后将药敷上。若所敷部位毛发较密，可先剪去一些毛发再敷药。敷后用纱布或胶布固定，以防药物脱落。

（4）注意事项：

1）注意调好药物干湿程度，以既不易流脱又可以黏着为适当。若药物变干，则应随时更换，或加调和剂调匀后再敷上。

2）如果敷药后出现血疹、水疱等，则应洗去药物，暂停外敷，并注意保持皮肤清洁，以防感染。若水疱较大，可用注射器抽去积水，再涂上甲紫药水，盖上消毒敷料。

78.蜂针疗法如何治疗类风湿关节炎?

用蜜蜂尾针刺人体经穴治病的方法，称“蜂针疗法”。它将蜂针液的药理作用与针灸学原理相结合。

蜂针疗法，兼有针、药、灸三种作用。“针”：指蜂的尾刺似针，能刺激人体的经络、皮部，以疏通经络，调和气血；“药”：指蜂针中的蜂针液输入人体，发挥了蜂针液的一系列药理功效；“灸”：蜂针刺后，局部充血红肿，皮温升高，似有温灸效应，可起到温经通络、扶正祛邪的作用。

（1）禁忌证：过敏体质、严重肺结核、肾脏疾病、血液病、出血性疾病、心功能不全、尿崩症、孕妇、心力衰竭、急性传染病、急性化脓性感染、女性月经期等。

（2）操作方法：先试针，活蜂直刺双手指间关节背侧。试针后未发现过敏等反应，运用蜂针直接治疗。用镊子夹住活蜂胸部，或用拇指和食指捏住其双翅，置于类风湿关节炎发病部位（双手指间关节、双腕关节、双肘关节、双膝关节等），取局部阿是穴为主，配合辨证取穴，令其蜇刺，也可用镊子将蜂针取下点刺或散刺相关穴位。每周1～2次，6个月为一疗程。

（3）注意事项：

1）治疗结束后应休息10分钟以上，不宜立即活动。

2）治疗前不宜吃得过饱。治疗期间不宜饮用含有酒精的饮料。

3）初次接受治疗者，如出现较轻的疼痛，局部略有红肿，不必惊慌，更不要轻易停止治疗。如出现发热、恶心、呕吐、惊慌出汗，可应用镇静剂，如肌肉注射25毫克异丙嗪即可缓解其不良反应。

4）凡使用蜂毒注射液者，应在有经验的医生指导下进行，不可随便使用。

79.类风湿关节炎患者如何进行食疗?

类风湿关节炎缠绵难愈，给患者带来极大的身心痛苦，目前虽无特效疗法，但如果调养得当，对于减轻症状、稳定病情、阻止发展、防止复发、促进康复等有一定的作用。

中医学认为药食同源，食物也是药物，只要使用得当，配之得法，也能起到防病治病的作用。由于类风湿关节炎病程迁延，恢复缓慢，患者必须长期服药治疗，配合饮食调理不仅可以增加疗效，而且可以弥补药物治疗的不足和抑制药物的毒副反应，对治疗与康复十分有益。

（1）辨证配食是食疗的基本原则：“虚者补之，实者泻之”“寒者热之，热者寒之，温者清之，凉者温之”为治疗大法。配膳时要根据“证”的阴阳、虚实、寒热，分别给予不同的饮食治疗。一般而言，风痹者宜用葱、姜等辛温发散之品；寒痹者宜用胡椒、干姜等温热之品，而禁忌生冷；湿痹者宜用薏苡仁、黑豆等利湿之品；热痹者一般湿热之邪交织，药膳要求清中能利，而不宜食用辛辣刺激之品。

（2）日常饮食的食材选择：每一种食物都有它的营养特性，正常人是不需要特殊选择的，但有了疾病之后，由于病种和证型不同，对于饮食就要有一定的选择，主要考虑疾病和治疗是否与某些食物相互矛盾。一般食物与疾病发生矛盾有两方面：一是食物的性质与疾病的性质有矛盾，如病情属热则不可食辛辣刺激性食物，病情属寒，不宜吃生冷清凉之物；二是食物的性质与治疗疾病的药物有矛盾，如服人参类补药，不要吃萝卜，以免降低药效。

（3）合理饮食：

1）首要是饮食要节制。类风湿关节炎患者常见久病体虚，故饮食不可过量，进食要守时、适量，不可暴饮暴食，饮食应以清淡为主。应选择高蛋白、中脂肪、低糖、高维生素、中热量和低盐膳食。少量多餐，少刺激性食物，多可口易消化食物。膳食中碳水化合物、蛋白和脂肪的比例以3：2：1为合适。多用植物油，少用动物油，动植物脂肪比例以2：1为宜。以色拉油、玉米油、橄榄油、葵花子油和鱼油（不是鱼肝油）为佳。饮食中热量的分配以早餐30%、午餐40%、下午餐10%、晚餐20%为合适。饮水量应根据病情和个体饮食习惯决定。

2）正确选择食物。一般选择味佳可口、增强食欲的饭菜，以素食为主，饭后食用水果（苹果、葡萄等），饮料以不含任何添加剂的果汁等天然饮料为宜，少用汽水等饮料。

3）适当烹饪。一般不采取炸、烤、熬、爆等烹调方法，以免破坏有效成分，或使食物性质发生改变而失去治疗作用。应该采取蒸、炖、煮、煲汤、酒浸、泡等方法。烹饪的目的在于既使其味美可口，又使其保持药性。

（4）常用食疗方法：

【松节黄酒煮黑豆】

配方：松节200～300克，黄酒250克，黑豆1000克。

制法：松节砍成薄片或细条状，与洗净的黑豆一起倒入大砂锅内，加冷水浸泡半小时，用中火煮半小时许，至黑豆熟，加黄酒250克，再改用小火慢煮1小时，直至黑豆酥烂、汁水快干时离火。拣去松节片，将黑豆烘干。

功效： 祛风散寒，除湿止痛。适合寒湿入络型患者。

用法：每日3次，每次服黑豆50粒。随时可食，吃时要细嚼成糊再咽下。

【附片蒸羊肉】

配方：制附片30克，鲜羊腿肉1000克，肉清汤250克，熟猪油30克，料酒、葱、姜、胡椒粉适量。

制法：将羊肉煮熟，捞出，切成中等大小的肉块，附片洗净，与羊肉同放入大碗中，并放料酒、熟猪油、葱节、姜片、肉清汤，隔水蒸3小时。吃时撒上葱花、味精、胡椒粉即可。

功效：蠲痹散寒，益气活血。适合寒湿入络型患者。

用法：佐餐食用。

【乌头粥】

配方：香白米50克，生川乌头末10克。

制法：香白米与生川乌头末同放锅中，加水500毫升，水沸后取微火煮，至米开花时即可食用。

功效：温经散寒，除痹止痛。适合寒湿入络型患者。

用法：每日1剂，空腹趁热食用。

【忍冬藤薏苡仁粥】

配方：忍冬藤(鲜)60克，通草9克，防风9克，薏苡仁90克，粳米100克。

制法：将全部用料洗净，煎汤，去渣留汁，与粳米共置于瓦锅内，加适量清水，文火煮2小时即可。

功效：适合湿热痹阻型患者。

用法：每日1次。

【防己桑枝煨母鸡】

配方：防己12克，桑枝30克，薏苡仁60克，赤小豆60克，老母鸡1只。

制法：老母鸡杀后去毛及内脏，洗净。其余材料洗净，放入药袋，将药袋塞入母鸡中，放入砂锅中，加适量水，文火煨烂。去药袋，调味后即可食用。

功效：适合湿热痹阻型患者。

用法：食肉喝汤，3天食1只鸡。

【石膏薏苡仁粥】

配方：粳米100克，生石膏30克，薏苡仁50克，桂枝9克。

制法：将石膏用纱布包好，先煎20分钟；将薏苡仁、桂枝同放入锅内，再煎20分钟。去药留汁，加粳米和适量清水，文火煮成粥即可。

功效：适合湿热痹阻型患者。

用法：佐餐食用，随量服食。

【防风薏苡仁煎】

配方：薏苡仁30克，防风10克。

制法：将防风洗净，与薏苡仁同放入砂锅内，加适量清水共煎，取药液约200毫升。

功效：适合湿热痹阻型患者。

用法：顿服，每日1剂，连用1周。

【薏苡仁丝瓜粥】

配方：薏苡仁100克，薄荷15克，豆豉50克，丝瓜100克。

制法：将薄荷、豆豉洗净，放砂锅内，加水1500毫升，沸后用文火煎约10分钟，滤汁去渣；薏苡仁、丝瓜洗净，倒入锅内，注入药汁，置火上煮至薏苡仁熟烂，即可食用。

功效：适合湿热痹阻型患者。

用法：食时可酌加糖或盐调味，空腹服，当日服完。

【墓头回糖姜汤】

配方：墓头回30克，红糖30克，生姜3片。

制法：将墓头回、生姜洗净，放大砂锅中，加适量水煎煮，沸后加入红糖即可。

功效：适合湿热痹阻型患者。

用法：每日1剂，随量服食。

【五加皮醪】

配方：五加皮50克，糯米500克，酒曲适量。

制法：五加皮加水适量泡透，煎煮30分钟，取药液约300毫升，共取2次，再将药液与糯米同烧煮成干饭，待冷后加酒曲适量，拌匀，发酵成酒酿。

功效：祛风除湿，温经通脉。适合风邪偏盛型患者。

用法：每日随量佐餐食用。

【猪肉鳝鱼羹】

配方：黄鳝250克，猪肉糜100克，杜仲15克，葱、姜、料酒、醋、胡椒粉等适量。

制法：杜仲水煎去渣取汁备用，黄鳝洗净，用开水略烫，刮去外皮上的黏物，切段。猪肉糜放油锅内煸炒，加水及杜仲汁，放入鳝鱼段、葱、姜、料酒，烧沸后改用文火煮至黄鳝酥烂，加醋、胡椒粉等调味，起锅，撒上香菜即可。

功效：补肝肾，益气血，祛风通络。适合风邪偏盛型患者。

用法：佐餐食用。

【壮阳狗肉汤】

配方：狗肉500克，菟丝子10克，附片3克，盐、葱、姜、绍兴酒各10克。

制法：狗肉整块下水焯透，捞出，切成2厘米见方的小块，下锅用姜片煸炒，烹入绍兴酒，然后与包好的菟丝子、附片同入大砂锅内，以盐、葱调味，武火烧沸后，文火炖约

2小时至肉熟烂即可。

功效：益肾壮阳，祛寒除湿。适合风邪偏盛型患者。

用法：每日1次，佐餐食用，以上可食用3日。

80.如何使用药酒治疗类风湿关节炎?

药酒疗法一直是中医学中治疗类风湿关节炎的重要方法。因为药酒素有“百药之长”之称。将强身健体的中药与酒“溶”于一体的药酒，配制方便、药性稳定、安全有效，中药的各种有效成分都易溶于其中，药借酒力、酒助药势而充分发挥效力，有一定的效果。

（1）如何选择适合自己的药酒：药酒治疗风湿和类风湿疾病有很好的效果，但是不可以当作药物来用，只可当作辅助治疗。选用药酒时，除熟知各种酒类的功效外，还应根据个人的病情来选择。服用药酒最好在医生指导下进行。

（2）勿自制药酒：应在医生或药师的指导下购买或配制药酒，千万别自己当“专家”，避免饮下自酿的“苦酒”。专家表示，在配制药酒时，要确认中药的品名、规格、用途、适应证和禁忌证，防止因同名异物或异名同物而搞错药材。此外，选择酒类、浸制方法及浸泡时间，也要讲究专业性、安全性和有效性。

（3）类风湿关节炎患者服用药酒有限制：药酒并非人人都可以喝，必须因人而异。如女性在妊娠期、哺乳期、行经期就不适合饮用。此外，患有肝炎、肝硬化、心脏病、肾功能不全、酒精过敏、各种皮肤病者，均不能喝药酒。否则，十分容易诱发或加重病情。

另外，有些药酒不是内服而是外敷的，使用时会比较安全，但如果患有皮肤病的话，也不建议人们使用。

（4）常用药酒：

【黑豆酒】

配方：黑豆1000克，白酒10升。

制法：将黑豆炒熟，趁热放入酒中盖严，浸泡2日，即可服用。

功效：利水活血，祛风益肾。

用法：每日随量佐餐服食。

【桑葚桑枝酒】

配方：新鲜桑葚500克，新鲜桑枝1000克，红糖500克，白酒1000克。

制法：桑枝洗净切断，与桑葚、红糖同入酒中浸泡，1个月后即可服用。

功效：补肝肾，利血脉，祛风湿。

用法：每日1～2次，每次20～30毫升。

【狗骨芍药酒】

配方：狗骨1具，黄羊角屑30克，芍药60克，白酒1000克。

制法：狗骨酥炙，与黄羊角屑、芍药浸泡于白酒中，封固7日（秋冬季14日）即可饮用。

功效：益肾强骨，祛风定痛。

用法：每日空腹饮1小盅。

【三蛇酒】

配方：乌梢蛇1500克，大白花蛇200克，蝮蛇100克，生地500克，冰糖5千克，白酒10千克。

制法：将三种蛇剁去头，用酒清洗后切成短节干燥，冰糖加热熔化待用。将白酒装入酒坛。三蛇、生地直接倒入酒中，加盖密闭，每天搅拌1次，10～15天开坛过滤，加入冰糖即可。

功效：除风祛湿，温经散寒，通络止痛。

用法：每次10～15毫升，每日3次。

【除湿酒】

配方：虎骨(其他骨代)、防己、云苓、杜仲、松节、秦艽、狗脊、茄根各12克，续断、伸筋草各9克，独活、蚕沙各6克，木瓜、枸杞、苍耳子、豨莶草各12克，桑枝15克，牛膝12克。

制法：将上药浸于2500克白酒中，过5日即成。

功效：除风散寒，祛湿通络。

用法：口服，每次10毫升，每日1次。

【木瓜牛膝酒】

配方：木瓜120克，牛膝60克，桑寄生60克。

制法：将上药浸入500毫升大曲酒中7天。

功效：活血化瘀，通络止痛。

用法：每次10毫升，每日2次。